常用中药

辨议速记

郭德英　郭治平　编著

海峡出版发行集团 | 福建科学技术出版社
THE STRAITS PUBLISHING & DISTRIBUTING GROUP | FUJIAN SCIENCE & TECHNOLOGY PUBLISHING HOUSE

图书在版编目 (CIP) 数据

常用中药辨议速记/郭德英，郭治平编著 .—福州：福建科学技术出版社，2023.2

ISBN 978-7-5335-6860-3

Ⅰ.①常… Ⅱ.①郭…②郭… Ⅲ.①中药学－基本知识 Ⅳ.① R28

中国版本图书馆 CIP 数据核字（2022）第 222112 号

书　　名	常用中药辨议速记
编　　著	郭德英　郭治平
出版发行	福建科学技术出版社
社　　址	福州市东水路76号（邮编350001）
网　　址	www.fjstp.com
经　　销	福建新华发行（集团）有限责任公司
印　　刷	福州万紫千红印刷有限公司
开　　本	787毫米×1092毫米　1/32
印　　张	18.5
字　　数	228千字
插　　页	16
版　　次	2023年2月第1版
印　　次	2023年2月第1次印刷
书　　号	ISBN 978-7-5335-6860-3
定　　价	45.00元

书中如有印装质量问题，可直接向本社调换

● 发散药

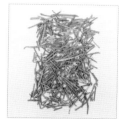

麻黄

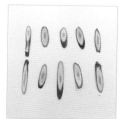

桂枝

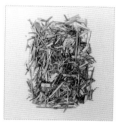

荆芥

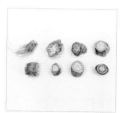

防风

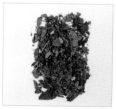

紫苏

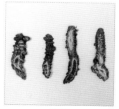

羌活

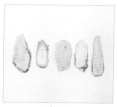

白芷

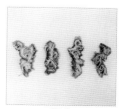

藁本

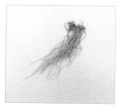

细辛

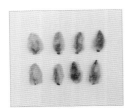

辛夷

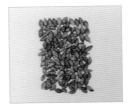

苍耳子

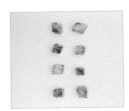

葛根

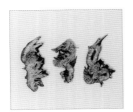

升麻

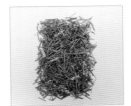

香薷

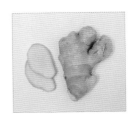

生姜

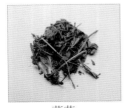

薄荷

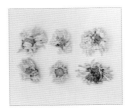

菊花

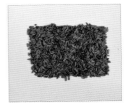

牛蒡子

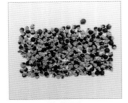

蔓荆子

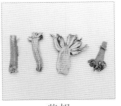

柴胡

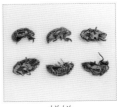

蝉蜕

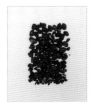
淡豆豉

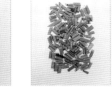
木贼

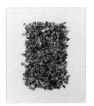
浮萍

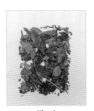
桑叶

● 清热解毒药

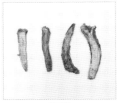
黄芩

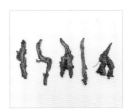
黄连

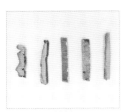
黄柏

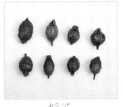
栀子

石膏

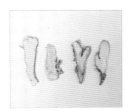
知母

寒水石

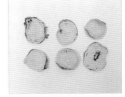
苦参

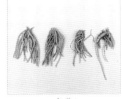
龙胆

3

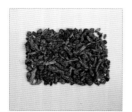

胡黄连

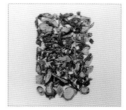

山豆根

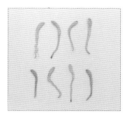

金银花

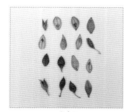

连翘

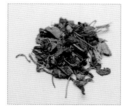

大青叶

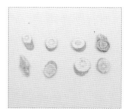

板蓝根

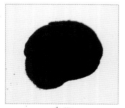

青黛

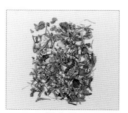

蒲公英

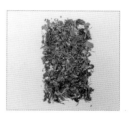

紫花地丁

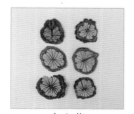

大血藤

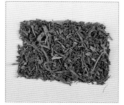

马齿苋

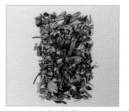

白头翁

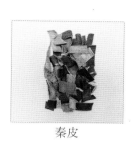

秦皮

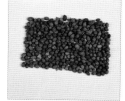

鸦胆子

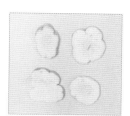

天花粉

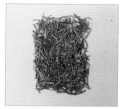

白薇

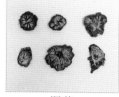

漏芦

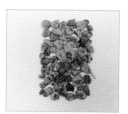

山慈菇

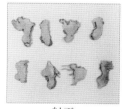

射干

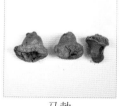

马勃

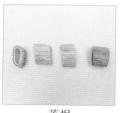

芦根

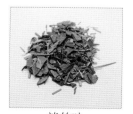

淡竹叶

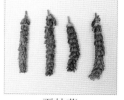

夏枯草

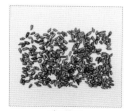

决明子

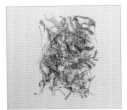

谷精草

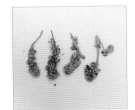

密蒙花

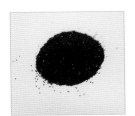

青葙子

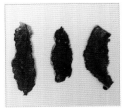

玄参

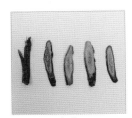

赤芍

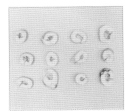

牡丹皮

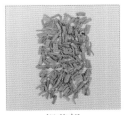

银柴胡

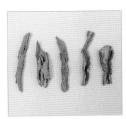

地骨皮

紫草

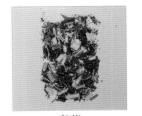

青蒿

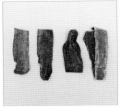

地龙

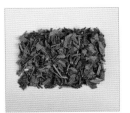

鱼腥草

6

● 祛风湿药

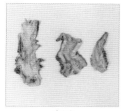

独活

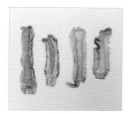

秦艽

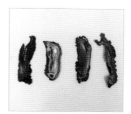

木瓜

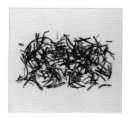

威灵仙

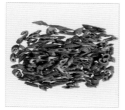

香加皮

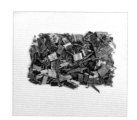

豨莶草

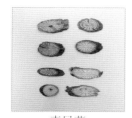

青风藤

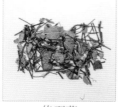

络石藤

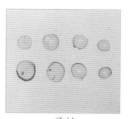

桑枝

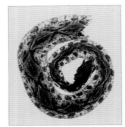

蕲蛇

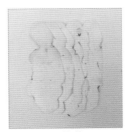

土茯苓

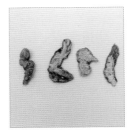

苍术

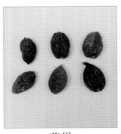

草果

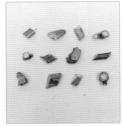

藿香

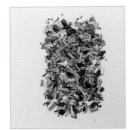

佩兰

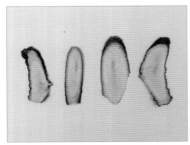

桑寄生

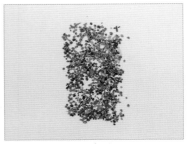

地肤子

• 利水药

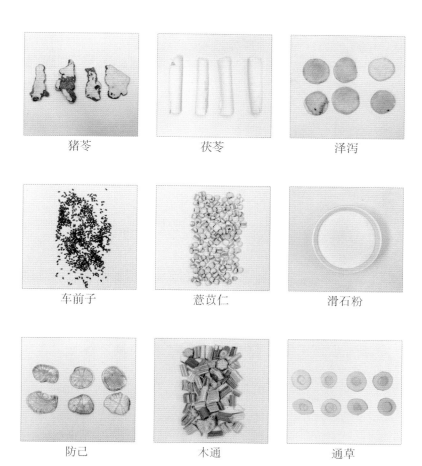

猪苓

茯苓

泽泻

车前子

薏苡仁

滑石粉

防己

木通

通草

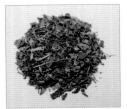

金钱草

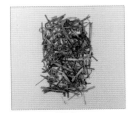

瞿麦

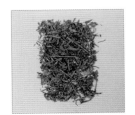

萹蓄

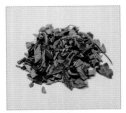

石韦

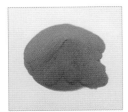

海金沙

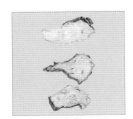

萆薢

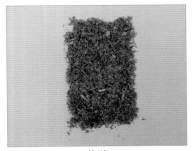

茵陈

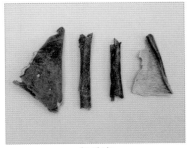

冬瓜皮

● 泻逐药

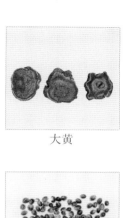

大黄

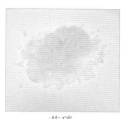

芒硝

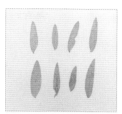

番泻叶

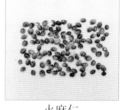

火麻仁

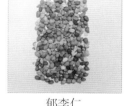

郁李仁

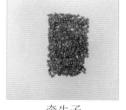

牵牛子

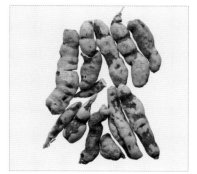

甘遂

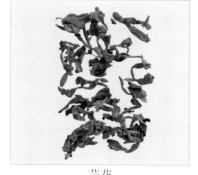

芫花

● 消食药

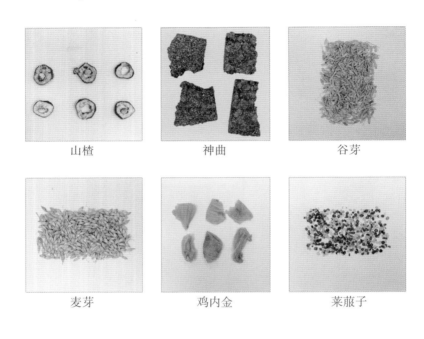

山楂　　　　　神曲　　　　　谷芽

麦芽　　　　　鸡内金　　　　莱菔子

● 理气药

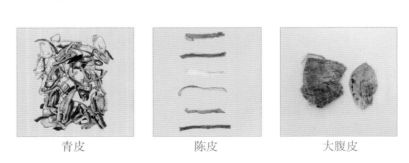

青皮　　　　　陈皮　　　　　大腹皮

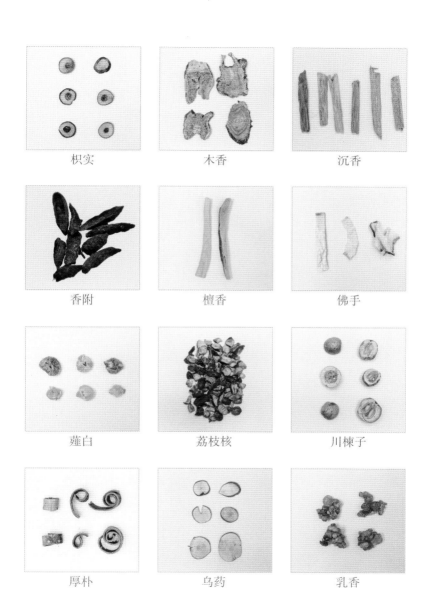

枳实　　　　　　　　木香　　　　　　　　沉香

香附　　　　　　　　檀香　　　　　　　　佛手

薤白　　　　　　　　荔枝核　　　　　　　川楝子

厚朴　　　　　　　　乌药　　　　　　　　乳香

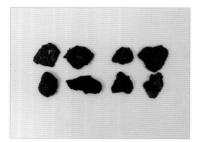

没药

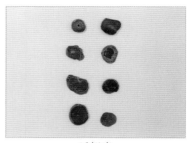

延胡索

● 活血化瘀药

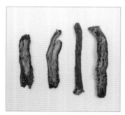

丹参

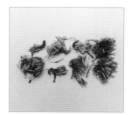

红花

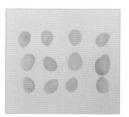

桃仁

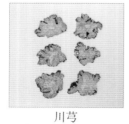

川芎

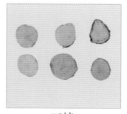

三棱

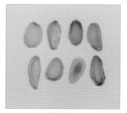

郁金

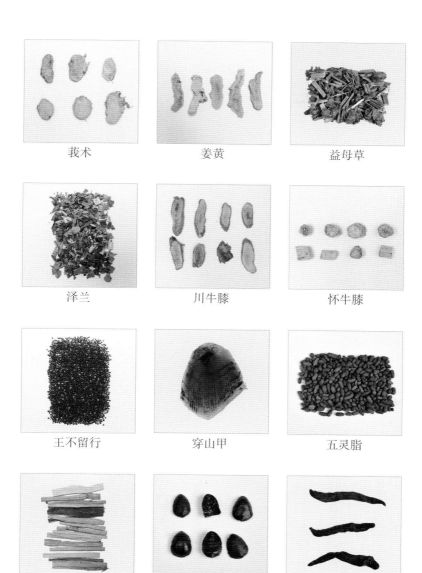

莪术

姜黄

益母草

泽兰

川牛膝

怀牛膝

王不留行

穿山甲

五灵脂

苏木

土鳖虫

水蛭

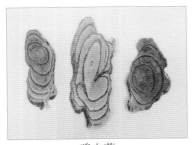

鸡血藤

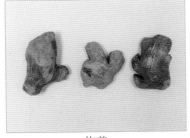

炮姜

● 化瘀止血药

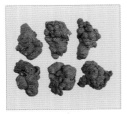

三七

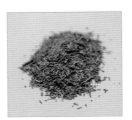

侧柏叶

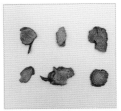

地榆

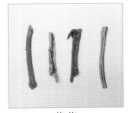

茜草

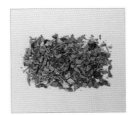

仙鹤草

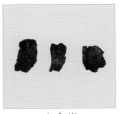

血余炭

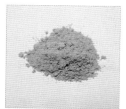

蒲黄

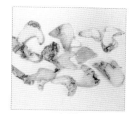

白及

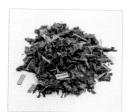

大蓟

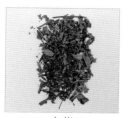

小蓟

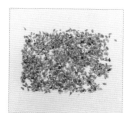

槐花

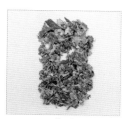

艾叶

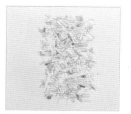

白茅根

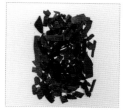

棕榈炭

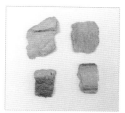

椿皮

● 收敛药

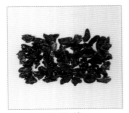

山茱萸

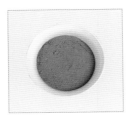

赤石脂

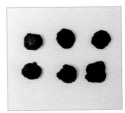

乌梅

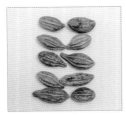

诃子

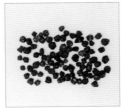

五味子

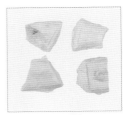

海螵蛸

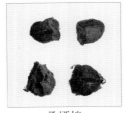

桑螵蛸

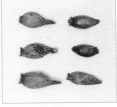

金樱子

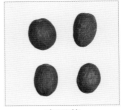

肉豆蔻

五倍子

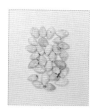
白果

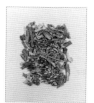
麻黄根

浮小麦

● 安神药

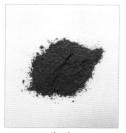
朱砂

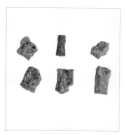
琥珀

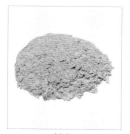
牡蛎

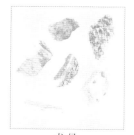
龙骨

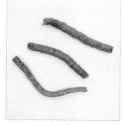
远志

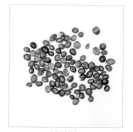
酸枣仁

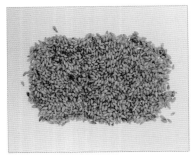

柏子仁

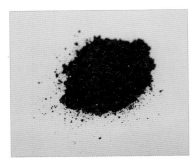

磁石

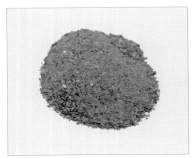

珍珠母

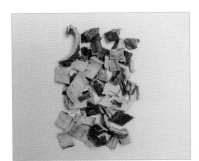

合欢皮

● 化瘀宁嗽药

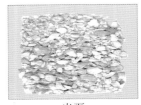

半夏

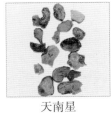

天南星

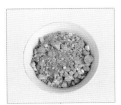

天竺黄

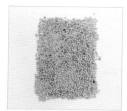

白芥子

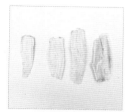

桔梗

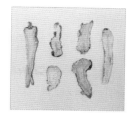

前胡

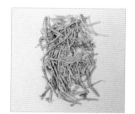

白前

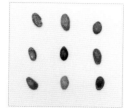

瓜蒌仁

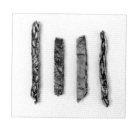

瓜蒌皮

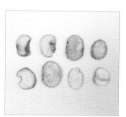

浙贝母

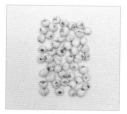

川贝母

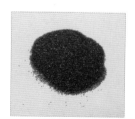

葶苈子

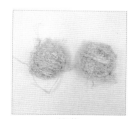

竹茹

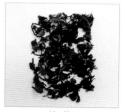

海藻

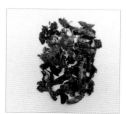

昆布

● 降逆平喘药

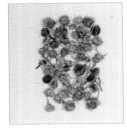

旋覆花

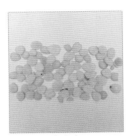

苦杏仁

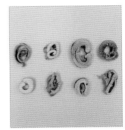

桑白皮

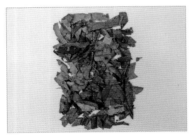

枇杷叶

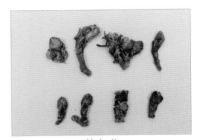

款冬花

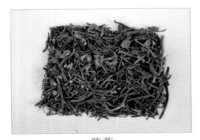

紫菀

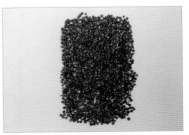

紫苏子

冰片

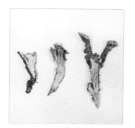

石菖蒲

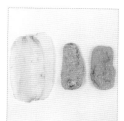

天麻

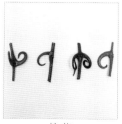

钩藤

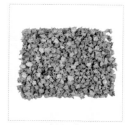

刺蒺藜

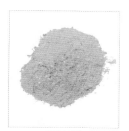

石决明

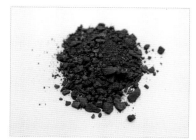

代赭石

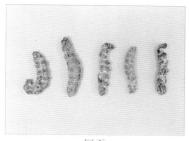

僵蚕

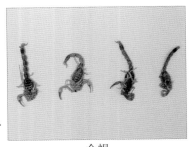

全蝎

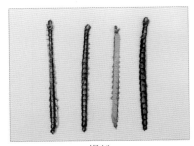

蜈蚣

● **温阳药**

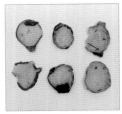

附子

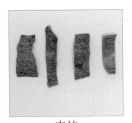

肉桂

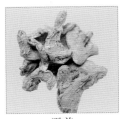

干姜

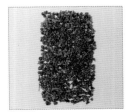

吴茱萸

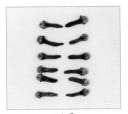

丁香

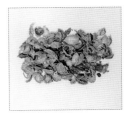

砂仁

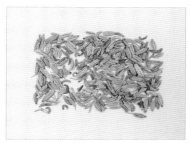

小茴香

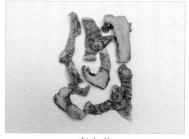

高良姜

● 驱虫药

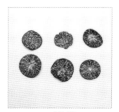

槟榔

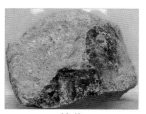

雄黄

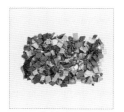

苦楝皮

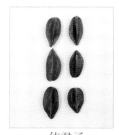

使君子

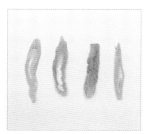

百部

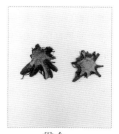

贯众

● 补益药

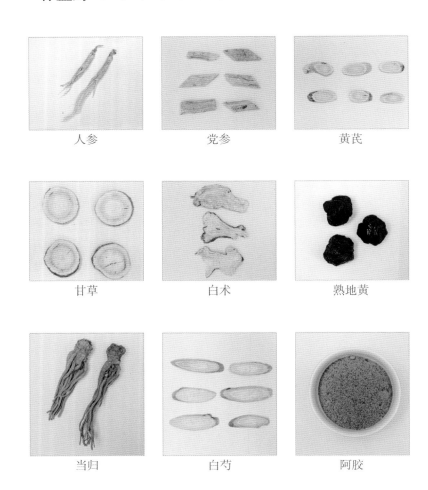

人参

党参

黄芪

甘草

白术

熟地黄

当归

白芍

阿胶

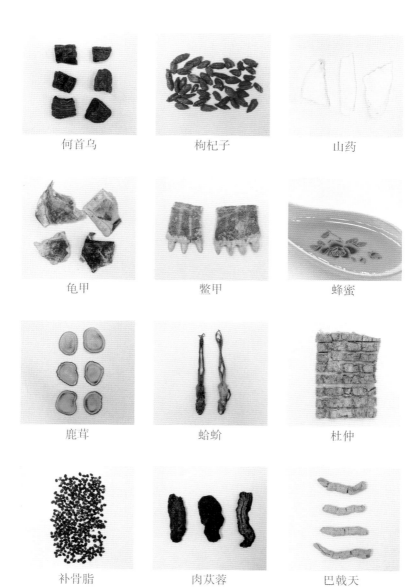

何首乌　　　　　　　　枸杞子　　　　　　　　山药

龟甲　　　　　　　　　鳖甲　　　　　　　　　蜂蜜

鹿茸　　　　　　　　　蛤蚧　　　　　　　　　杜仲

补骨脂　　　　　　　　肉苁蓉　　　　　　　　巴戟天

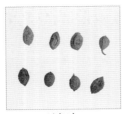

益智仁

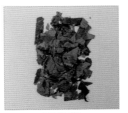

淫羊藿

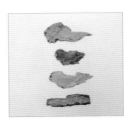

锁阳

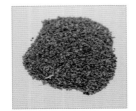

蛇床子

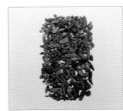

仙茅

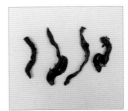

骨碎补

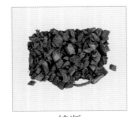

续断

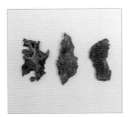

狗脊

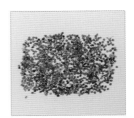

楮实子

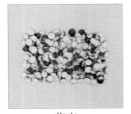

芡实

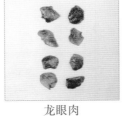

龙眼肉

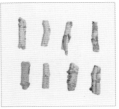

北沙参

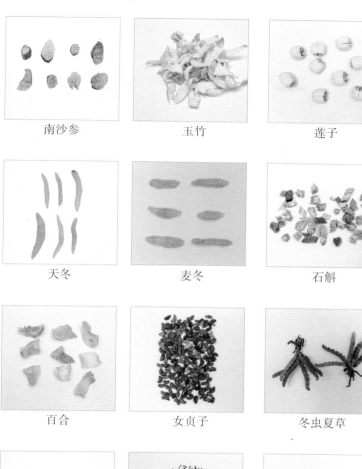

南沙参　　　　　　玉竹　　　　　　　莲子

天冬　　　　　　　麦冬　　　　　　　石斛

百合　　　　　　　女贞子　　　　　　冬虫夏草

沙苑子　　　　　　菟丝子　　　　　　大枣

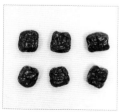

● 外用及其他药

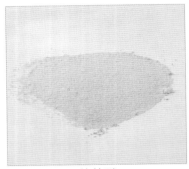

炉甘石

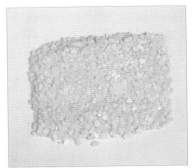

硫黄

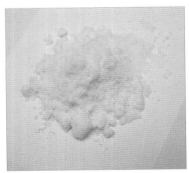

白矾

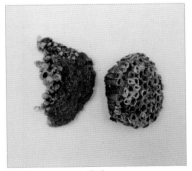

蜂房

编者的话

　　本书以历代诸家医学著作为蓝本，参考了近代名医用药经验和父辈临床用药心得编写而成。收集常见中药450味（含附药18味），分为发散剂、清热解毒剂、补益剂等18类。每味中药以七言歌诀列前，依序列述功效、主治、辨议、用量用法、附方，并编入现代中药研究成果，以探求"辨证论治"新思路，促进中西医结合，提高诊疗水平。

　　本书理论与临床并重，中药药性与应用以歌诀的形式编写，便于诵记。对功用相近的药物进行分析辨议，力求用药精确，乃是本书重要特点。本书对中医初学者和临床医生都有参考价值。本书还具有较好的科普性，即便"门外汉"，开卷也一定受益匪浅。

书中所载除了常见药，当地习用药也收录其中，旨在展现当地民间用药智慧。编者根据自身临床用药经验进行药物的分类编排，故书中药材分类方式可能会与通行中医教材略有差异。书中所载动物药材均来自人工饲养动物或自然淘汰品；附方均标明出处，但剂量为编者临床用方经验。最后，请读者务必在专业医师的指导下使用中药材。书中如有错漏、不妥之处，谨请指正。

目录
CONTENTS

发散药

麻　黄	…………………… 1		生　姜	…………………10
桂　枝	…………………… 2		葱　白	…………………10
荆　芥	…………………… 2		薄　荷	…………………11
防　风	…………………… 3		菊　花	…………………11
紫　苏	…………………… 4		牛蒡子	…………………12
羌　活	…………………… 4		蔓荆子	…………………12
白　芷	…………………… 5		柴　胡	…………………13
藁　本	…………………… 5		蝉　蜕	…………………14
细　辛	…………………… 6		淡豆豉	…………………14
辛　夷	…………………… 7		木　贼	…………………15
苍耳子	…………………… 7		浮　萍	…………………16
葛　根	…………………… 8		胡　荽	…………………16
升　麻	…………………… 8		桑　叶	…………………17
香　薷	…………………… 9			

清热解毒药

黄　芩	…………………18		栀　子	…………………20
黄　连	…………………19		石　膏	…………………21
黄　柏	…………………19		知　母	…………………21

寒水石 …………………… 22
苦 参 …………………… 23
龙 胆 …………………… 23
胡黄连 …………………… 24
山豆根 …………………… 25
金银花 …………………… 25
连 翘 …………………… 26
大青叶 …………………… 27
板蓝根 …………………… 27
青 黛 …………………… 28
蒲公英 …………………… 29
紫花地丁 ………………… 29
败酱草 …………………… 30
大血藤 …………………… 31
马齿苋 …………………… 31
白头翁 …………………… 32
秦 皮 …………………… 32
鸦胆子 …………………… 33
天花粉 …………………… 33
白 薇 …………………… 34
漏 芦 …………………… 35
山慈菇 …………………… 35
射 干 …………………… 36
马 勃 …………………… 36
芦 根 …………………… 37
淡竹叶 …………………… 37
橄 榄 …………………… 38
夏枯草 …………………… 39
决明子 …………………… 39
谷精草 …………………… 40

密蒙花 …………………… 40
青葙子 …………………… 41
夜明砂 …………………… 42
牛 黄 …………………… 42
玄 参 …………………… 43
赤 芍 …………………… 43
牡丹皮 …………………… 44
银柴胡 …………………… 45
地骨皮 …………………… 45
紫 草 …………………… 46
西瓜皮 …………………… 47
荷 叶 …………………… 47
绿 豆 …………………… 48
青 蒿 …………………… 48
地 龙 …………………… 49
黄药子 …………………… 50
木蝴蝶 …………………… 50
白花蛇舌草 ……………… 51
鱼腥草 …………………… 52
半枝莲 …………………… 52
蟾蜍 …………………… 53
白 蔹 …………………… 53
木芙蓉 …………………… 54
重 楼 …………………… 55
蔷薇根 …………………… 55
蕺 仁 …………………… 56
茼茹 …………………… 56
人中黄 …………………… 57
人中白 …………………… 57

祛风湿药

独　活 ···················· 59
秦　艽 ···················· 60
木　瓜 ···················· 60
威灵仙 ···················· 61
香加皮 ···················· 62
蚕　沙 ···················· 63
豨莶草 ···················· 63
海桐皮 ···················· 64
海风藤 ···················· 64
青风藤 ···················· 65
络石藤 ···················· 66
老鹳草 ···················· 66
松　节 ···················· 67
桑　枝 ···················· 67
千年健 ···················· 68

蕲　蛇 ···················· 68
土茯苓 ···················· 69
苍　术 ···················· 70
草　果 ···················· 70
藿　香 ···················· 71
佩　兰 ···················· 72
桑寄生 ···················· 72
地肤子 ···················· 73
白鲜皮 ···················· 73
伸筋草 ···················· 74
大豆黄卷 ·················· 75
草　乌 ···················· 75
丝瓜络 ···················· 76
石楠叶 ···················· 76

利水药

猪　苓 ···················· 78
茯　苓 ···················· 78
泽　泻 ···················· 79
车前子 ···················· 80
薏苡仁 ···················· 80
滑　石 ···················· 81
防　己 ···················· 81
木　通 ···················· 82
通　草 ···················· 83

灯心草 ···················· 84
金钱草 ···················· 84
瞿　麦 ···················· 85
萹　蓄 ···················· 85
石　韦 ···················· 86
冬葵子 ···················· 87
海金沙 ···················· 87
草　薢 ···················· 88
椒　目 ···················· 88

赤小豆 ·········· 89
泽漆 ·········· 90
茵陈 ·········· 90

乌豆 ·········· 91
冬瓜皮（附冬瓜子）···· 92
芭蕉根 ·········· 92

泻逐药

大黄 ·········· 94
芒硝 ·········· 95
玄明粉 ·········· 95
番泻叶 ·········· 96
芦荟 ·········· 96
巴豆 ·········· 97
火麻仁 ·········· 98

郁李仁 ·········· 98
牵牛子 ·········· 99
甘遂 ·········· 99
京大戟 ·········· 100
芫花 ·········· 101
荛花 ·········· 101
商陆 ·········· 102

消食药

山楂 ·········· 103
神曲 ·········· 104
谷芽 ·········· 104
麦芽 ·········· 105

鸡内金 ·········· 105
莱菔子 ·········· 106
阿魏 ·········· 106

理气药

青皮 ·········· 108
陈皮 ·········· 109
大腹皮 ·········· 109
枳壳 ·········· 110

枳实 ·········· 110
木香 ·········· 111
沉香 ·········· 112
香附 ·········· 112

檀　香 ……………… 113
佛手柑（附香橼）…… 114
甘　松 ……………… 114
薤　白 ……………… 115
荔枝核 ……………… 115
川楝子 ……………… 116

天仙藤 ……………… 117
厚　朴 ……………… 117
乌　药 ……………… 118
乳　香 ……………… 119
没　药 ……………… 119
延胡索 ……………… 120

活血化瘀药

丹　参 ……………… 121
红　花 ……………… 122
桃　仁 ……………… 123
川　芎 ……………… 123
三　棱 ……………… 124
郁　金 ……………… 124
莪　术 ……………… 125
姜　黄 ……………… 126
益母草（附茺蔚子）… 127
泽　兰 ……………… 127
牛　膝 ……………… 128
刘寄奴 ……………… 129
王不留行 …………… 129
皂角刺 ……………… 130
五灵脂 ……………… 130

苏　木 ……………… 131
路路通 ……………… 132
瓦楞子 ……………… 132
卷　柏 ……………… 133
榆白皮 ……………… 133
马鞭草 ……………… 134
芸薹子 ……………… 135
凌霄花 ……………… 135
虻　虫 ……………… 136
土鳖虫 ……………… 136
水　蛭 ……………… 137
血　竭 ……………… 138
鸡血藤 ……………… 138
炮　姜 ……………… 139

化瘀止血药

三　七 ……………… 140

侧柏叶 ……………… 141

地 榆 …………………… 141
茜 草 …………………… 142
仙鹤草 …………………… 143
百草霜 …………………… 143
血余炭 …………………… 144
藕 节 …………………… 144
蒲 黄 …………………… 145
白 及 …………………… 146
大蓟、小蓟 …………… 146
槐 花 …………………… 147

艾 叶 …………………… 148
白茅根 …………………… 148
苎麻根 …………………… 149
花蕊石 …………………… 150
伏龙肝 …………………… 150
棕榈炭 …………………… 151
椿白皮 …………………… 152
蘼蒿子 …………………… 152
芜 菁 …………………… 153

收敛药

山茱肉 …………………… 154
赤石脂 …………………… 155
禹余粮 …………………… 155
乌 梅 …………………… 156
诃 子 …………………… 156
五味子 …………………… 157
海螵蛸 …………………… 158
桑螵蛸 …………………… 159
覆盆子 …………………… 159

金樱子 …………………… 160
肉豆蔻 …………………… 160
五倍子 …………………… 161
罂粟壳 …………………… 162
白 果 …………………… 162
麻黄根 …………………… 163
浮小麦 …………………… 163
莲 须 …………………… 164
石榴皮 …………………… 164

安神药

朱 砂 …………………… 166
琥 珀 …………………… 167
珍 珠 …………………… 167

牡 蛎 …………………… 168
龙 齿 …………………… 168
龙 骨 …………………… 169

远　志 ················· 170　　珍珠母 ················· 173
酸枣仁 ················· 170　　夜交藤 ················· 173
茯　神 ················· 171　　紫石英 ················· 174
柏子仁 ················· 171　　合欢皮（附合欢花）··· 175
磁　石 ················· 172

化痰宁嗽药

半　夏 ················· 176　　葶苈子 ················· 183
天南星 ················· 177　　竹　沥 ················· 184
天竺黄 ················· 177　　竹　茹 ················· 185
白附子 ················· 178　　礞　石 ················· 185
白芥子 ················· 178　　秋　石 ················· 186
皂　荚 ················· 179　　浮海石 ················· 186
桔　梗 ················· 180　　钟乳石 ················· 187
荠　苨 ················· 180　　海　藻 ················· 187
前　胡 ················· 181　　昆　布 ················· 188
白　前 ················· 181　　化橘红（附橘络、橘核、橘叶）
瓜　蒌（附瓜蒌皮、瓜蒌仁）　　　　 ················· 189
　　 ················· 182　　柿　子 ················· 189
浙贝母、川贝母 ··········· 183　　荸　荠 ················· 190

降逆平喘药

旋覆花 ················· 191　　款冬花 ················· 193
苦杏仁（附甜杏仁）··· 192　　紫　菀 ················· 194
桑白皮 ················· 192　　苏　子 ················· 195
枇杷叶 ················· 193　　白石英 ················· 195

开窍息风药

冰　片	……………	197
石菖蒲	……………	198
天　麻	……………	198
钩　藤	……………	199
刺蒺藜	……………	200
石决明	……………	200

代赭石	……………	201
白僵蚕	……………	201
全　蝎	……………	202
蜈　蚣	……………	203
蚕　蜕	……………	203
蛇　蜕	……………	204

温阳药

附　子（附乌头）	……	205
肉　桂	……………	206
干　姜	……………	207
胡　椒	……………	207
川　椒	……………	208
吴茱萸	……………	208
丁　香	……………	209
白豆蔻	……………	210

山　柰	……………	210
荜澄茄	……………	211
砂　仁	……………	212
小茴香	……………	212
高良姜（附红豆蔻）	…	213
荜茇	……………	214
草豆蔻	……………	214
胡芦巴	……………	215

驱虫药

芜　荑	……………	216
雷　丸	……………	217
大风子	……………	217
槟　榔	……………	218
雄　黄	……………	219
苦楝皮	……………	219

使君子	……………	220
常　山	……………	220
百　部	……………	221
贯　众	……………	222
大　蒜	……………	222
鹤　虱	……………	223

补益药

人　参 …………………… 224

党　参 …………………… 225

黄　芪 …………………… 225

甘　草 …………………… 226

白　术 …………………… 227

黄　精 …………………… 228

熟地黄 …………………… 228

当　归 …………………… 229

白　芍 …………………… 230

紫河车 …………………… 231

阿　胶 …………………… 231

何首乌 …………………… 232

枸杞子 …………………… 233

山　药 …………………… 234

扁　豆 …………………… 234

龟　甲 …………………… 235

鳖　甲 …………………… 236

蜂　蜜 …………………… 236

鹿　茸（附鹿角、鹿角霜、

　鹿角胶） …………… 237

蛤　蚧 …………………… 238

人乳汁 …………………… 238

胡　桃 …………………… 239

杜　仲 …………………… 239

补骨脂 …………………… 240

肉苁蓉 …………………… 241

巴戟天 …………………… 241

益智仁 …………………… 242

淫羊藿 …………………… 242

锁　阳 …………………… 243

蛇床子 …………………… 244

阳起石 …………………… 244

仙　茅 …………………… 245

骨碎补 …………………… 245

续　断 …………………… 246

狗　脊 …………………… 247

桑　椹 …………………… 247

黑芝麻 …………………… 248

小　麦 …………………… 248

粳　米 …………………… 249

糯　米 …………………… 250

韭菜子 …………………… 250

楮实子 …………………… 251

芡　实 …………………… 251

龙眼肉 …………………… 252

北沙参、南沙参 ………… 252

玉　竹 …………………… 253

莲　子（附莲心、莲房炭、

　石莲子） …………… 254

生地黄 …………………… 254

天　冬 …………………… 255

麦　冬 …………………… 255

石　斛 …………………… 256

百　合 …………………… 257

旱莲草 …………………… 258

女贞子 …………………… 258

冬虫夏草 ················ 259
沙苑子 ················ 259
菟丝子 ················ 260
银耳 ················ 261

饴糖 ················ 261
大枣 ················ 262
甘蔗 ················ 262
梨 ················ 263

外用药及其他药

樟脑 ················ 264
炉甘石 ················ 265
紫硇砂 ················ 265
硼砂 ················ 266
藜芦 ················ 266
水银 ················ 267
金箔 ················ 267
硫黄 ················ 268
马钱子 ················ 268

烟草 ················ 269
蓖麻子 ················ 269
食盐 ················ 270
白矾 ················ 271
酒 ················ 271
韭菜 ················ 272
地浆 ················ 272
斑蝥 ················ 273
蜂房 ················ 274

● 中药名笔画索引 ················275

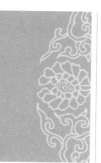

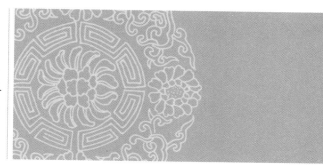

发散药

麻 黄

麻黄发表并解肌，宣肺平喘咳嗽宜。
温通发散消阴疽，通调水道不言中。

功　　效　发汗散寒、宣肺平喘、行水消肿、散痛疽、消癥结。

主　　治　风寒外感、恶寒发热、喘咳胸闷、风水水肿、阴疽痰核、流注结块。

辨　　议　麻黄用于风寒表实证；桂枝用于风寒表虚证。区别在于发汗。麻黄宣肺平喘、发汗作用强；桂枝温煦力强，发汗作用弱于麻黄。

现代研究　麻黄对多种细菌有不同程度的抗菌作用，对亚洲甲型流行性感冒病毒有抑制作用，对感染甲型流行性感冒病毒 PR8 株有治疗作用。

用量用法　2~9 克。治疗水肿可由 10 克渐加至 15 克，个别还可用到 20~25 克，这时要配生石膏 25~45 克（生石膏与麻黄之比为 3∶1）以减少麻黄的发汗作用而达到宣肺利尿的作用。

使用注意　患肺虚作喘，外感风热，单臌胀、痈、疖者均不可用麻黄。

附　　方　麻黄汤：麻黄、苦杏仁各 9 克，桂枝 6 克，甘草 3 克，水煎，

每日 3 回分服。治太阳病头痛发热、身疼腰痛、骨节疼痛、恶风、无汗而喘者。（仲景方）

桂 枝

桂枝温性治伤风，发汗解肌止汗功。
手足痛风兼祛湿，调和荣卫使邪通。

功　效　发汗解肌、温通经脉、助阳温运、化气行水、降气平冲、祛风寒、调荣卫。

主　治　风寒感冒、关节疼痛、脘腹冷痛、血寒经闭、风水水肿、痰饮咳嗽、心悸奔豚。有助心阳和温化水饮的效用，可治疗心阳不振引起的胸痹心痛，治疗水气凌心引起的心悸、怔忡、水肿等，以及心功能不全、心绞痛、心梗等。

用量用法　3~9 克，特殊情况可用至 15~30 克。

使用注意　阴血虚乏、素有出血、外无寒邪、阳气内盛者皆不宜用。

附　方　桂枝汤：桂枝、芍药各 9 克，甘草（炙）、生姜各 6 克，大枣 7 枚，水煎至 200 毫升，每日 3 回温服。治太阳病头痛、发热、汗出、恶风者。（仲景方）

荆 芥

荆芥升浮善散风，崩中吐衄两宜通。
发汗解肌头目痛，透疹止痒眼朦胧。

功　效　发汗解表、透疹止痒、理血止血。

主　治　风热表证、风疹湿疹、疥癣、妇人崩漏、产后血晕、便血衄血。

辨　　议　荆芥散全身风邪；生荆芥穗散头部风邪。荆芥善治皮里膜外及血脉之风邪；防风善治骨肉之风邪。荆芥炭适用于止血，并可治疗产后失血过多和血晕症。

用量用法　3~9克，治产后失血而血晕时，可用荆芥穗炭30克单味水煎服。

使用注意　用荆芥时，不宜食鱼、蟹、河豚、驴肉。

附　　方　清魂散：荆芥3克，泽兰、甘草（炙）、人参、川芎各1.5克，共研为末，温酒调下。治产后恶露已尽、忽昏晕不知人、因血虚感受风寒。（《严氏济生方》．严用和）

防　风

防风发表主三阳，目痛头眩项背强。
泻肺搜肝兼胜湿，周身骨节痛如伤。

功　　效　祛风解表、发散胜湿、止痒止痉。

主　　治　伤风感冒、头身疼痛、风湿痹痛、风疹目痒、肝郁腹痛、破伤风。

辨　　议　防风有明显的祛风解痉作用，如治疗破伤风，防风可入肝经气分，可用于肝郁伤脾的腹痛、腹泻，对肠风便血有效。防风与附子同用可减小附子毒性；防风与黄芪同用，可增加黄芪作用。

用量用法　6~9克。

附　　方　玉屏风散：防风、白术各20克，黄芪60克，共研为粉末，每日30克，绢包，水煎至200毫升，每日2回分服。治多汗及小儿易感冒。（《世医得效方》．危亦林）

紫 苏

紫苏理肺善祛寒，芳香理气胸胃宽。
安胎止吐兼止嗽，除痰降气子堪餐。

功　　效　解表散寒、和胃止呕、芳香理气、降气平喘。

主　　治　风寒感冒、咳嗽胸闷、呕吐脘痛、胎动不安、鱼蟹中毒。

辨　　议　紫苏叶有香气，能芳香避秽、祛暑化湿；紫苏子下气消痰的作用明显，善治肺气喘逆、痰嗽。

用量用法　6~9克，紫苏叶宜后下。

附　　方　参苏饮：紫苏叶、人参、陈皮、枳壳、桔梗、甘草、前胡、半夏、茯苓、木香、干姜各2克，水煎，每日3回分服。治感冒、发热头痛。（《太平惠民和剂局方》，太平惠民和剂局）

羌 活

羌活辛温散表功，祛风胜湿妙不同。
太阳头痛刚柔痉，项背强痛感湿通。

功　　效　辛温解表、祛风胜湿，升太阳经和督脉经阳气。

主　　治　风寒感冒、头痛身疼、风湿痹证、湿疹瘙痒。

辨　　议　羌活与桂枝均能祛风散寒。羌活善于祛散头项脊背部的风寒；桂枝善于祛散肩臂手指的风寒。羌活常用作治疗上半身和后头部疼痛的引经药。

现代研究　羌活有解热、发汗、镇痛作用，对布氏杆菌、结核杆菌、皮肤真菌有抑制作用。

用量用法　3~10克。

附　　方　羌活附子汤：羌活3克，附子、干姜各1.5克，甘草2.4

克，水煎服。治客寒犯脑、脑痛连齿、手足厥冷、口鼻气冷。（《医学心悟》，程国彭）

白 芷

白芷祛风散湿良，眉棱骨痛消疮疡。
阳明齿目头胃痛，鼻渊皮肤瘙痒用。

功　效 散风除湿、通窍、排脓、止痛。

主　治 风寒感冒、眉棱骨痛、风疹瘙痒、鼻窍不通、鼻鼽鼻渊、牙齿疼痛、妇人带下。

辨　议 白芷与细辛均可止牙疼。细辛偏治齿髓疼痛，或夜间痛；白芷偏治齿龈连面颊部肿痛的牙痛。

现代研究 白芷有抑制细菌和抗真菌的作用，使用小量有兴奋延髓和脊髓的作用，近年使用白芷治疗胃溃疡。

用量用法 3~9克。

附　方 钱乙泻黄散：升麻、防风、白芷、黄芩、枳壳各4.5克，半夏3克，石斛4克，甘草2.1克，加生姜3片，水煎服。治脾胃伏火、口燥唇干、口疮口臭、烦渴易饥、热在肌肉。（钱乙方）

藁 本

藁本辛温主太阳，头痛连脑脊兼强。
祛风去湿腰冷痛，泄泻胃风腹痛尝。

功　效 辛温发散、祛风胜湿、散寒止痛。

主　治 风寒感冒、头顶疼痛、腰脊冷痛、胃风腹痛。藁本为治头顶部疾病的引经药，但因督脉经与肾经相连，又能治腰脊冷痛。

现代研究 藁本具有扩张冠状动脉，增加冠脉血流量，改善心肌缺血的作用，可治疗高血压、冠状动脉粥样硬化性心脏病（简称冠心病）、心绞痛。

用量用法 1.5~10克。

附　　方 藁本6克，川芎、白芷、甘草各3克，防风5克，细辛2克，水煎，每日3回，食后温服。治头痛、偏头痛。（《现代实用中药》，叶橘泉）

细　辛

> 细辛温性散风邪，鼻塞头痛齿痛宜。
> 咳嗽脊强风眼泪，通神利窍破痰凝。

功　　效 止痛、通窍、逐饮、除痹、明目。

主　　治 风寒感冒、头顶痛、鼻塞流涕、鼻渊牙痛、寒饮哮喘、风湿痹痛。

辨　　议 细辛搜风湿寒邪滞于肝肾而致的筋骨疼痛，对久经不愈的疼痛，在应证中加入细辛，常能取效。细辛善搜肝肾血分风寒；独活善搜肾经气分伏风。

现代研究 细辛有解热、麻醉镇痛作用。

用量用法 前人有"细辛不过钱"（3克）的说法，但现在的处方中有用6克，甚至9克，须仔细分析，不可贸然加大用量。

附　　方 麻黄附子细辛汤：麻黄、附子各3克，细辛1.5克，生姜3片，水煎温服。温经发散，治少阴病如得之，治反复发热、脉沉者。（仲景方）

辛 夷

辛夷善散上焦风，能助清阳鼻气通。
鼻塞鼻渊专利窍，头弦目赤牙痛同。

功　效　祛风通窍。

主　治　风寒感冒、头痛鼻塞、鼻流清涕、鼻风鼻渊。

辨　议　辛夷善于散上焦风寒，宣肺而通鼻窍；苍耳子治鼻病，兼止痒散结；细辛能辛通走窍；白芷芳香走窍，散头面风寒。

用量用法　6~9克。

使用注意　阴虚火旺者忌用。

附　方　辛夷散：辛夷16克，藁本8克，防风、白芷各10克，升麻、川芎各6克，细辛、甘草各5克，共研细末，每服2克，每日数回，茶煎汤，乘热送服。治肥厚性鼻炎，头痛。(《严氏济生方》·严用和)

苍耳子

苍耳苦甘辛性温，疏风发汗通窍源。
周痹肢挛皮肤痒，风湿头痛鼻流涕。

功　效　疏风止痒、除湿治痹、宣通肺窍。

主　治　风湿痹痛、四肢拘挛、风湿头痛、鼻渊流涕、风疹瘙痒。秋季采新苍耳，连茎带叶切碎，熬膏，贴脐及囟门处，可治小儿疳积肚大、黄瘦、两目少神、消化不良；贴瘰疬、疖疮、肿毒处，有消瘰疬、肿块、疮毒的作用。

辨　议　辛夷以通窍见长，专治风邪上犯之鼻渊头痛，无论寒热皆可用；苍耳子除通窍止痛作用外，亦用于治疗风湿痹证，有通络止痛之功，又具散风湿、杀虫止痒之效。

用量用法　6~9克。苍耳子有小毒，不宜使用太大量。

苍耳散：白芷 30 克，薄荷、辛夷各 15 克，苍耳子 7.5 克，
共为细末，餐前葱茶汤调下 6 克。治鼻流浊涕不止，谓鼻渊。（无
择方）

葛　根

葛根升性属阳明，止渴生津退热清。
发汗解肌麻痘疹，热邪下痢夺标兵。

功　　效 解肌发汗、退热透疹、生津止渴、升阳止泻。

主　　治 感冒发热、头痛项强、口渴引饮、麻疹不透、热邪下利。

现代研究 葛根含有黄酮类化合物，可扩张心、脑血管，预防心脑
血管疾病发生。

辨　　议 葛根与升麻均具发表透疹、升举阳气之功。葛根生津止
痉，长于项背强痛，解肌退热，生津止渴；升麻升举阳气，引绪
药上升，偏于清热解毒，升散力强，还能散瘀。

用量用法 9~15 克。

附　　方 葛根汤：葛根 12 克，麻黄、生姜各 9 克，桂枝、甘草（炙）、
芍药各 6 克，大枣 7 枚，水煎温服。治太阳病，项背强几几，无汗，
恶风者等传染病初期。（仲景方）

升　麻

升麻解毒并升阳，发散风邪发疹扬。
带下崩中兼久泻，脱肛目赤疔口疮。

功　　效 发散风邪、解毒透疹、升阳举陷。

主　　治 宣透麻疹、气虚下陷、子宫脱垂、脱肛、尿频、久泻、风热、

头痛、目赤口疮、牙痛、咽喉肿痛、阳毒发斑。

辨　议　柴胡与升麻均能解表。升麻清热解毒，透疹升阳，升举清阳之力较柴胡强，是升举内脏下垂的要药；柴胡入肝胆，主散少阳半表里之邪，善疏散退热，还能疏肝解郁，调经，升阳举陷。

现代研究　升麻对未孕子宫及膀胱呈兴奋作用，有效抑制结核杆菌的生长。

用量用法　3~9克。

附　方　升麻葛根汤：升麻8克，葛根5克，芍药2克，大枣10克，生姜、甘草各1克，水煎服。治麻疹初期。（钱乙方）

香薷

香薷温散暑邪驱，利水消肿解热肤。
霍乱转筋肚腹痛，头痛吐泻饮无追。

功　效　解表祛暑、芳香化湿、利水消肿。

主　治　外感暑湿、恶寒头痛、发热无汗、腹痛吐泻、肌肤水肿、小便不利。

辨　议　香薷散利湿浊而祛暑；扁豆健脾化湿而消暑；荷叶升达清气而消暑。夏季伤暑表证用香薷；冬季伤寒表证用麻黄。

现代研究　香薷含挥发油，可使肾小球充血，起到利尿作用，对伤寒杆菌、金黄色葡萄球菌有较强的抑制作用。

用量用法　3~6克，重症可用9克。

使用注意　体弱出虚汗者忌用。

附　方　四味香薷饮：香薷、扁豆、厚朴（姜汁炒）各4.5克，甘草（炙）1.5克，水煎服。治风寒闭暑之证、头痛发热、烦心口渴、呕吐泄泻、发为霍乱、两足转筋。（《医学心悟》．程国彭）

生　姜

生姜温散善祛寒，发表调中解郁宽。
头痛伤寒风鼻塞，除痰祛瘴辟邪丹。

功　效　解表散寒、温中止呕、化痰避秽。

主　治　风寒感冒、胃寒呕吐、风痰口噤。

辨　议　生姜发散风寒，并能止呕；生姜皮行水，消水肿；干姜温中祛寒，温肺化饮；炮姜温经止血；煨姜治胃寒腹痛和中止呕，比干姜而不燥，比生姜而不散。

用量用法　2~3片。

附　方　生姜泻心汤：生姜12克，甘草（炙）、人参、黄芩、半夏各10克，干姜、黄连各3克，大枣7枚。水煎分次温服。治伤寒汗出解之后，胃中不和、心下痞硬、干噫食臭、胁下有水气、腹中雷鸣、下利者。（**仲景方**）

葱　白

葱白辛散性为温，解肌发汗通窍良。
上下能通阳气行，伤寒头痛泄泻止。

功　效　祛风散寒、解肌透窍。

主　治　风寒感冒、阴寒腹痛、痢疾泄泻、小便不利、乳痈痈疽。

辨　议　葱白解表散寒、化痰利窍、相通上下阳气；生姜温肺化痰、止咳、温脾止呕。

用量用法　9~15克。乳痈初起，痈疽宜外用。

附　方　白通汤：葱白10茎，干姜6克，熟附子9克，水煎温服。治少阴病、恶寒、四肢厥冷、下利清谷、面赤、脉微而沉，甚则下利不止、厥逆无脉、干呕心烦等，为阴盛戴阳之象。（**仲景方**）

| 薄 荷 | 薄荷辛散又清凉，耳目咽喉齿舌伤。
发汗搜肝音失哑，消风散热利眶尝。

功　　效　发散风热、清肝明目、散郁调气。

主　　治　风热感冒、头晕头痛、咽喉肿痛、口疮舌糜、声音失哑、目赤肿痛、风疹麻疹、胸腹闷胀。

辨　　议　薄荷、荆芥的解表透疹、清头目、利咽喉、止痒作用相近。薄荷善疏肝行气、芳香化湿（如逍遥散）；荆芥善祛风，且炒炭可止血。此是二者主要区别。

用量用法　1.5~6 克，也可用 9 克。

附　　方　薄荷叶、荆芥、葱白各 6 克，防风 5 克，白芷 4 克，沸水 100 毫升，浸泡 20 分钟，乘热顿服。治感冒头痛。（《现代实用中药》．叶橘泉）

| 菊 花 | 菊花味苦饱经霜，可升可降平木肝。
目暗头眩除翳膜，能去湿痹散风眶。

功　　效　疏风散热、清肝明目。

主　　治　风热感冒、目赤肿痛、两目昏花、见风流泪、目生云翳。

辨　　议　菊花与薄荷均能散风热、清头目。薄荷偏于发散，辛凉发汗之力大于菊花。菊花偏于清肝热、祛肝风，有养肝明目的作用，可常用，薄荷则没有养肝之效，不能久服。

用量用法　6~9 克，特殊可用 12~15 克。

附　　方　桑菊饮：桑叶 7.5 克，菊花 3 克，连翘 4.5 克，甘草、薄荷各 2.4 克，苦杏仁、芦根、桔梗各 6 克，水煎服。治干咳、身

不甚热、口微渴等。(《温病条辨》.吴鞠通)

牛蒡子

大力味辛苦性平,除风解热理痰侵。
消斑透疹咽喉痛,去毒疮疡散肿毒。

功　　效　散风除热、宣肺透疹、清热解毒。

主　　治　风热咳嗽、咽喉肿痛、斑疹不透、疮痈肿毒、疮疹瘙痒等。

辨　　议　牛蒡子疏散风热之力不如薄荷,然长于清热解毒,利咽喉,可透疹,可滑肠,而薄荷、荆芥不能清热解毒。牛蒡子又名"大力",还有"利腰膝凝滞之气"的作用,以牛蒡子配川续断、牛膝等,可用于腰膝气滞窜走疼痛。

用量用法　3~9克。

使用注意　脾胃虚寒、经常泄泻者慎用。

附　　方　牛蒡子(半生半炒)6克,浮萍(焙燥)等分,研末,每服5克,每日3回。治急性肾炎浮肿、咽门水肿。(《现代实用中药》.叶橘泉)

蔓荆子

蔓荆子辛苦微寒,善入膀胱胃与肝。
凉血散风通利窍,头痛目赤热风干。

功　　效　散风清热、凉肝明目。

主　　治　外感风热、头痛目赤、目泪目昏。

辨　　议　蔓荆子的最大特点为治风热头痛;藁本治风寒头痛;白

芷治风湿头痛；刺蒺藜治肝风上扰眩晕头痛。

用量用法 4.5~9 克。

使用注意 血虚头痛、目痛者均忌用。

附　　方 羌活胜湿汤：羌活、独活各 3 克，川芎、藁本、防风、甘草（炙）各 1.5 克，蔓荆子 1 克，水煎温服。治湿气在表，头痛头重，或腰脊重痛，或一身尽痛，微热昏倦。（《太平惠民和剂局方》，太平惠民和剂局）

柴　胡

柴胡辛苦主升阳，散郁疏肝发表良。
疝气脱肛诸疟症，风邪寒热必须匡。

功　　效 和解少阳、散郁舒肝、升举阳气、截疟。

主　　治 外感发热、寒热往来、胸郁胁痛、月经不调、热入血室、子宫下垂、疝气脱肛、疟疾发作。

辨　　议 南柴胡药力较柔和，适用于疏肝解郁；银柴胡性较凉，适用于退虚热、治骨蒸；叶柴胡（北柴胡嫩枝叶、茎及根）药力最薄，适用于气郁轻症。

现代研究 柴胡对大白鼠的实验性肝损伤有抗肝损伤作用。

用量用法 0.9~9 克，退热及治疟可用 10~15 克，个别重症者可用至 30 克。

附　　方 小柴胡汤：柴胡 12 克，黄芩、人参、半夏、甘草（炙）、生姜各 9 克，大枣 7 枚。水煎，每日 3 回温服。治往来寒热、胸肋苦满、默默不欲食、心烦喜呕、口苦目眩、苔薄白、脉弦。（仲景方）

蝉 蜕

蝉蜕甘寒善祛风，惊厥痘疹失音同。
儿童夜啼惊疳痫，退热肌肤目翳功。

功　效　发散风热、透发风疹、祛风解痉、退翳明目。

主　治　目痒生翳、惊风痫证、脐风、破伤风、小儿夜啼。

辨　议　白僵蚕与蝉蜕均可息风止痉。蝉蜕质轻升散，善于走皮腠，能凉散风热、宣肺疗哑、退翳明目、透疹止痒、小儿惊痫；白僵蚕死而不腐，得清化之气，善祛风、清热、息风、化痰散结、通络止痛。

用量用法　2.5~6克，体壮者可用10克，治破伤风时可用25~30克，或更多些，视病情而定。

使用注意　虚证者、孕妇、无风热者不用。

附　方　蜕花无比散：蝉蜕（去足）12克，羌活、苍术（炒）各6克，川芎、石决明（盐水煮1小时）、防风、茯苓、赤芍各9克，刺蒺藜（麸炒，去刺）24克，甘草（炙）、当归各18克，共为细末，食后米汤调服3克。治外障目疾、暴赤肿痛、畏日羞明。（《医学心悟》．程国彭）

淡豆豉

豆豉除烦兼去热，调中下气解肌宜。
伤寒满闷兼懊恼，发汗催吐透疹医。

功　效　解表发汗、清热除烦、透疹解毒、宣发胸膈郁热。

主　治　风热感冒、寒热头痛、胸闷不解、郁热不宣、烦躁不安、虚烦不眠。

14

辨　　议　淡豆豉辛散苦泄，性凉，质轻浮，既能发散表邪，又能宣发郁热、除烦。因其宣发解表之力颇平稳，临床上配葱白能解肌发汗，配栀子则消除懊憹，配甘草、桔梗则以利咽喉。葱豉桔梗汤是辛凉解表、疏风清热的代表方。

用量用法　6~12 克。

附　　方　栀子豉汤：淡豆豉、栀子各 10 克，水煎至 200 毫升，每日 3 回分服。治心胸烦热，起卧不安，胸中窒塞，心下濡，或少气，或呕逆，苔微黄，脉数。（仲景方）

木　贼

> 木贼甘苦平肺肝，能除翳膜免遮拦。
> 解肌发汗肠风痔，赤痢崩中疝痛安。

功　　效　疏散风热、明目退翳、止血。

主　　治　清热祛风、发汗解肌、止泪退翳、肠风下利、痔疮、崩漏、疝痛。

辨　　议　木贼配苍术疗夜盲，配槐花米、枳实善治肠出血，配谷精草、密蒙花明目退翳，配连翘消痈散结。

用量用法　3~6 克，也可用至 10 克。

附　　方　木贼草 15 克，浮萍 10 克，赤小豆 100 克，大枣 6 枚，水煎至 400 毫升，每日 3 回分服。治水肿型脚气、皮肤病性肾炎、水肿。（《现代实用中药》．叶橘泉）

浮 萍

浮萍入肺似麻黄，善发风邪得汗扬。
水肿湿风瘙痒症，虽生水面利水良。

功　　效　发汗解表、祛风止痒、散邪透疹、利水消肿。

主　　治　风热外感、发热无汗、头痛口渴、脉浮咽痛、麻疹不透、风热瘾疹、小便不利、全身水肿。

辨　　议　浮萍与麻黄均有发汗解表、利水消肿功效。浮萍辛寒，适用于外感风热；麻黄辛温，适用于外感风寒表实、水肿脚气。浮萍除辛寒发汗散热外，能宣肺利水而消水肿，适用于全身水肿而发热者，如急性肾炎水肿。

用量用法　1.5~6克，重者9克，鲜品9~15克，入药煎时后下。

使用注意　体虚自汗者忌用。

附　　方　紫背浮萍（干者）15克，木贼草8克，赤豆50克，生甘草5克，麻黄3克，连翘、冬瓜皮、西瓜皮各10克，煎至200毫升，每日3回温服。治皮肤病肾炎、疥疮性水肿。（《现代实用中药》，叶橘泉）

胡 荽

胡荽温性入肺脾，外洗皮毛并四肢。
上下头痛消谷食，专治麻疹透外邪。

功　　效　发汗解表、芳香透疹、消食积、下结气。

主　　治　麻疹不透、发热无汗、乳食积滞、脘腹痞闷。外用熏洗，酒煎外擦，促进透麻疹。

辨　　议　胡荽偏于风寒外束；浮萍偏于外感风热、发热无汗。

用量用法　9~15克。

附　方　胡荽 6 克，丁香 3 克，橘皮 5 克，黄连 2 克，水煎至 200 毫升，每日 3 回分服。治胃弱消化不良。（《现代实用中药》．叶橘泉）

桑　叶

桑叶味甘苦性寒，经霜过后质优良。
清肝明目兼凉血，散风解热干嗽强。

功　效　疏风热、清润肺、清肝火。

主　治　风热感冒、肺热燥咳、头目昏痛、目赤眵多、眼目昏花。

辨　议　桑叶凉血祛风，清热，治燥咳少痰，疗目赤多眵；桑枝通关节，达四肢，治风湿，疗痹痛。

用量用法　6~9 克。

附　方　桑杏汤：苦杏仁 4.5 克，沙参 6 克，象贝、桑叶、香豉、栀皮、梨皮各 3 克。水煎服。治秋感燥气，头痛发热，咳嗽少痰，口、鼻燥而渴，苔白舌红，右脉数大者。（《温病条辨》．吴鞠通）

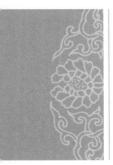

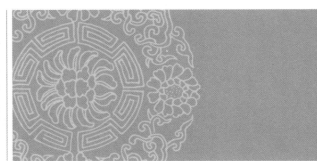

清热解毒药

| 黄 芩 | 黄芩味苦善清肠，泻肺中焦实证当。
火嗽喉腥风热湿，凉血安胎止呕良。

功　　效　泻中焦实火、燥肠胃湿热、清少阳邪热、凉血安胎。

主　　治　胃火上壅、咽痛牙痛、口糜舌烂、肺热咳嗽、湿热下注、泄泻痢疾、热淋黄疸、少阳邪热、往来寒热、胎热不安、恶心呕吐。

辨　　议　黄芩（又名子芩、条芩）偏于泻肠胃之火，并能清热安胎；黄芩酒炒偏于泻肺火，治上焦湿热；黄芩炭可用于各种出血；枯芩（生长年限较长的黄芩，又名片芩）偏于泻肺胃之火，清肌肤之热。

现代研究　黄芩有退黄利尿、降低血压的作用，对痢疾杆菌、伤寒杆菌、大肠杆菌、百日咳杆菌、金黄色葡萄球菌、溶血性链球菌、肺炎球菌皆有抗菌作用，对流行性感冒病毒有一定抑制作用。

用量用法　3~9克。

使用注意　脾胃虚寒者禁用。

附　　方　黄芩汤：黄芩、芍药各9克，甘草6克，大枣7枚，水煎分服。治太阳少阳合病、自下利证。（**仲景方**）

黄　连

黄连味苦入心肝，泻心除烦实火干。
肠澼定惊兼泻痢，伏梁心腹尽皆安。

功　效　清热燥湿、泻火解毒、清肠止痢、消痈散肿。

主　治　神昏谵语、烦躁不宁、失眠惊痫、口舌生疮、牙痛目赤、心下痞满泛酸、脘腹热痛、湿热下利、消渴黄疸、痈肿疔疮。

辨　议　黄连偏于清中焦湿热，并能泻心火；黄柏偏于清下焦湿热，并能坚肾。

现代研究　黄连有广泛的抗菌作用，对痢疾杆菌的作用最强。

用量用法　0.9~6克或9克。

使用注意　阴虚烦热、脾肾虚泄、气虚作泄者皆忌用。

附　方　黄连汤：黄连、干姜、桂枝、甘草、半夏各10克，人参6克，大枣7枚。水煎分服。治伤寒、胸中有热、胃中有邪气、腹中痛、欲呕吐等证。（仲景方）

黄　柏

黄柏苦寒补肾阴，兼除相火杀虫侵。
耳鸣目赤肠风痢，漏下蒸劳湿热除。

功　效　清热燥湿、坚肾益阴。

主　治　湿热泻痢、湿热黄疸、热淋黄带、血热崩漏、骨蒸劳热、梦遗盗汗、脚气痿痹、疮疹瘙痒、痈疡肿毒。

辨　议　黄柏生用坚阴；盐炒清虚热；炒炭治尿血、便血。

现代研究　黄柏的抗菌作用与黄连差不多，对阿米巴、利什曼原虫也有抑制作用；还有降血压及降血糖的作用。

用量用法　3~9克，重症者可用至15~18克。

使用注意　无实热者慎用。

附　　方　二妙散：黄柏（炒）、苍术（米泔水浸炒）各15克，研为末，沸汤，入姜汁调服。治湿热下注、筋骨疼痛，或两足痿软，或足膝红肿疼痛，或湿热带下、或下部湿疮、湿疹。（《丹溪心法》，朱震亨）

栀 子

栀子苦寒泻三焦，心烦吐衄血淋消。
能清郁火于心肺，口渴津枯目赤浇。

功　　效　清泻火热、祛湿解毒、凉血止血。

主　　治　三焦毒火、心烦不安、湿热发黄、淋漓尿痛、血热吐衄、目赤肿痛、疮疖痈疡、血崩漏下、咽喉肿痛。

辨　　议　生栀子泻火；炒栀子、栀子炭止血；栀子衣清肺及表皮之热；栀子仁清内热，去心烦。栀子泻三焦火热；黄芩偏于泻上、中焦火热；黄连偏于泻心、胃火热，并能燥湿；黄柏偏于泻下焦膀、肾火热。

现代研究　栀子有促进胆汁分泌的利胆作用，对多种细菌有抗菌作用。

用量用法　3~9克。

使用注意　大便泄泻、无湿热证者均忌用。

附　　方　栀子柏皮汤：山栀子、黄柏各5克，甘草2克，水煎至200毫升，每日3回分服。治身黄发热心烦。（仲景方）

石 膏

石膏大寒足阳明，止渴生津胃热清。
发汗解肌开郁结，时行疫病发热平。

功　效　清火、止渴、除烦、退热、消斑。煅用生肌敛疮。

主　治　外感热病、高热烦渴、肺热咳喘、温病发斑、胃火牙痛、口舌生疮。

辨　议　生石膏与大青叶均治时行热疫。生石膏辛甘而寒，偏于肺胃疫热炽盛、肌热炙手、头痛如劈、大汗烦渴；大青叶苦咸大寒，偏于心胃毒热、狂热烦乱、血热赤斑、热毒赤痢。

现代研究　用天然石膏煎汁对人工发热家兔有明显退热作用，但机制尚未完全探明。

用量用法　9~45克，特殊可用至 90~120克，打碎先煎。

使用注意　血虚发热、非实热证者忌用。

附　方　白虎汤：石膏16克，知母6克，粳米12克，甘草2克，水煎，每日3回冷服。治大热、大渴、大汗之热性病。（**仲景方**）

知 母

知母性寒清肺金，祛痰益肾又滋阴。
润肠止渴消骨蒸，伤寒阳明燥热侵。

功　效　清热、滋阴、降火。

主　治　高热出汗、心烦口渴、肺热咳嗽、骨蒸劳热、内热消渴、肠燥便秘。

辨　议　知母多用盐水炒以下行入肾，如用黄酒炒可上行入肺；黄柏坚肾清热，偏于肾经湿热，淋浊膝软。知母滋肾降火，偏于肾经虚热，骨蒸消渴。黄柏清下焦有形湿热，知母清下焦无根之火，二者合用可增强滋肾坚肾，清热降火作用。

现代研究 知母有清热作用；对伤寒杆菌、痢疾杆菌、大肠杆菌、金黄色葡萄球菌、肺炎球菌、溶血性链球菌、百日咳杆菌等有较强抗菌作用。

用量用法 6~9克。

使用注意 肾阳虚、两尺脉微弱及大便溏泻者忌用。

附　　方 桂枝芍药知母汤：生姜15克，桂枝、白术、知母、防风各12克，芍药9克，附子、麻黄、甘草各6克，水煎温服。治诸肢节疼痛、身体尪羸、脚肿如脱、头眩短气、温温欲吐。(《金匮要略》，张仲景）

寒水石

寒水石咸入肾心，存盐地下结成阴。
腹中积聚兼烦满，身热如焚降火沉。

功　　效 清热泻火、利窍消肿。

主　　治 热病火炽、口渴心烦、阳水水肿、丹毒烫伤。

辨　　议 寒水石与石膏均为清热泻火药。寒水石清肺胃实火，无解肌达表之力；石膏清肺胃火邪，入气分，有解肌达表，有使邪外透之效果。

用量用法 9~15克，外用调水涂搽。

附　　方 宣清导浊汤：猪苓、茯苓各15克，寒水石18克，晚蚕沙12克，皂荚子9克（去皮），水5杯，煮成2杯，分两次服，以大便通快为度。治湿热弥漫三焦、神志昏蒙、少腹硬满、大便不通，是由湿热郁滞，气机阻闭所致，而以宣通化湿。(《温病条辨》，吴鞠通）

苦 参

苦参味苦性寒凉，清热燥湿杀虫良。
止渴退黄疗顽疹，止泪肠风带下殃。

功　　效　清热燥湿、利尿退黄、杀虫止痒。

主　　治　湿热郁滞、痢疾黄疸、带下阴痒、阴道滴虫、皮肤湿疮。

辨　　议　苦参凉血泻火、清热燥湿，偏于皮肤湿疹、荨麻疹；玄参凉血滋阴、清热降火，偏于咽喉肿痛。苦参外洗，配合芒硝、苦楝皮、槐花可用于治疗痔疮疼痛或肛门、阴部生疮。

现代研究　苦参有良好的利尿作用，对阴道滴虫有杀灭作用，有抗多种皮肤真菌作用，还有洋地黄类强心苷作用。

用量用法　6~9克，治皮肤病，有时可用15~30克。

使用注意　肝肾虚寒者忌用。

附　　方　当归贝母苦参丸：当归、贝母、苦参各12克，研末炼蜜丸，如小豆大，饮服3丸，加至10丸。治孕妇小便困难、淋沥不尽，并兼有痛感，"转胞方"即为本方。（《金匮要略》·张仲景）

龙 胆

胆草苦寒泻肝胆，膀胱湿热下焦难。
黄疸赤眼头胀痛，惊风带浊脚气肿。

功　　效　泻肝利胆、清热燥湿。

主　　治　肝胆湿热、胁痛黄疸、口苦耳聋、目赤头胀、惊痫抽搐、湿热下注、小便频数、阴部湿疹、白带腥臭、脚气水肿。

辨　　议　龙胆草与黄柏均味苦性寒，皆归经于膀胱，有清热燥湿作用。龙胆草长于肝胆湿热，治头晕目赤；黄柏主泻相火，以疗潮热遗精。

现代研究 龙胆草对降低氨基转移酶有一定帮助，小剂量有助消化作用。

用量用法 0.6~6克。

使用注意 脾胃虚弱、大便溏者忌用。

附　　方 龙肝泻肝汤：龙肝草、甘草各6克，栀子（酒炒）、黄芩（酒炒）、木通、车前子各9克，泽泻12克，当归（酒炒）8克，生地黄20克，柴胡10克，水煎服。治肝胆经实火湿热、胁痛耳聋、胆溢口苦、筋痿阴汗、阴肿阴痛、白浊溲血。（《太平惠民和剂局方》. 太平惠民和剂局）

胡黄连

胡连味苦消疳积，厚胃坚肠胆中益。
阴虚骨蒸劳热症，祛烦疟痢五心烘。

功　　效 消疳积、退劳热。

主　　治 湿热黄疸、小儿疳热、疳眼痢疾、骨蒸劳热。

辨　　议 胡黄连偏于骨蒸劳热、五心烦热，并用于小儿疳积、惊痫；黄连偏于中焦湿热，并用于各种疮疡肿毒。

现代研究 胡黄连有保肝利胆、抗真菌、降糖、降脂、抗肿瘤等作用。

用量用法 3~9克。

使用注意 外感发热及脾胃虚寒者忌用。

附　　方 胡黄连5克，黄连1克，山楂肉、使君子各10克，槟榔8克，水煎至200毫升，每日3回分服。治小儿疳积、消化障凝。（宫前武雄方）

山豆根

山豆根寒泻心火，大肠风热火刑金。
喉蛾牙痛诸疮症，消肿祛痛五痔钦。

功　效　泻火解毒、消肿利咽、散结止痛。

主　治　咽喉红肿、牙齿肿痛、肺热咳嗽、湿热黄疸、痔疮痢疾。

辨　议　山豆根偏治火毒上炎、咽喉红肿；板蓝根偏治温毒颐肿、咽喉红烂。

现代研究　山豆根治疗肿瘤有效，有报道称，山豆根治疗鼻咽癌效果好。

用量用法　3~9克。

使用注意　脾胃虚寒、大便泄泻者不宜用。

附　方　山豆根5克，玄参6克，甘草、升麻各2克，水煎服。治急性扁桃体炎、咽喉痛。（《现代实用中药》. 叶橘泉）

金银花

银花味甘性寒凉，病温初起邪卫分。
毒热壅滞痈疮肿，乳痈痢疾脓血良。

功　效　解表清热、清凉解毒、消痈散结、凉血止痢。

主　治　风热感冒、温病发热、痈疮疔疖、咽喉肿痛、下利脓血。

辨　议　忍冬藤功能与金银花相似，但作用稍小些。忍冬藤主要通经活络，消经络中的风热，常用于急性关节炎的红肿热痛。

现代研究　金银花对痢疾杆菌、伤寒杆菌、大肠杆菌、百日咳杆菌、金黄色葡萄球菌、肺炎球菌有抗菌作用。

用量用法　6~12克，特殊重症可用至30~60克。忍冬藤用量15~30克。

使用注意　虚寒泄泻、疮流清脓、无热毒者不宜用。

附　　方　透毒散：黄芪12克，皂角刺、白芷、川芎、牛蒡子、穿山甲（炒研）各3克，金银花、当归各1.5克，酒水各半煎服。治痈毒内已成脓，不穿破者，服即破。（《医学心悟》，程国彭）

连 翘

连翘泻火苦清心，利水通经入少阴。
散肿排脓开心血，疮家圣药重至今。

功　　效　清热解毒、散结消肿。

主　　治　高热神昏、谵语烦躁、疮毒痈肿、瘰疬乳痈、风热感冒、发热口渴、咽痛。

辨　　议　连翘兼散血中郁火壅结，消肿散结的作用大于金银花；金银花兼有去散风热，升散透达的作用，大于连翘。连翘与莲子心同用，入心络；与金银花同用，清热解毒兼散风热；与赤小豆同用，清利湿热；与荆芥、薄荷同用，辛凉解表。

现代研究　连翘对金黄色葡萄球菌、痢疾杆菌、伤寒杆菌、大肠杆菌、铜绿假单胞菌、肺炎球菌有较强的抗菌作用，也有抗真菌的作用。

用量用法　6~9克，特殊可用至15~30克。

使用注意　肠寒便溏、阴疽者均不宜用。

附　　方　连翘8克，夏枯草6克，海藻、甘草各5克，水煎至200毫升，每日3回分服。治颈淋巴结结核及炎肿化脓。（《现代实用中药》，叶橘泉）

大青叶

味苦性寒大青叶，解毒清心泻火干。
阳毒发斑狂热症，伤寒时疫喉痄腮。

功　　效　清热解毒、凉血消斑。

主　　治　热邪入营、高热神昏、阳毒发斑、丹疹痈肿、黄疸热痢、喉痹痄腮。

辨　　议　大青叶与穿心莲均有清热解毒的功效。大青叶兼入胃经，善清心胃火毒，走气入血、凉血消斑，治疗温毒发斑、腮肿丹毒；穿心莲入肺经，善清肺热，兼能燥湿消肿，治疗肺热咳嗽、肺痈。

现代研究　大青叶有抗病毒和杀灭钩端螺旋体的作用，对白色葡萄球菌、甲型链球菌、脑膜炎球菌、肺炎球菌等有抑制作用。

用量用法　6~15克，重症者可用至30克。

使用注意　脾胃虚寒者忌用。

附　　方　大青叶5克，黄连2克，水煎去渣过滤，内服并涂之。治鹅口疮。（《现代实用中药》.叶橘泉）

板蓝根

味苦性寒板蓝根，清热凉血利咽喉。
时行疫疠大头瘟，痄腮斑疹丹毒治。

功　　效　清热凉血、解毒利咽。

主　　治　大头瘟、头部红肿、发热咽痛、神昏谵语、时疫传染、高热烦躁、出疹发斑、口渴鼻衄、丹疹烂喉、痄腮肿痛。

辨　　议　大青叶与板蓝根均能清热、凉血、解毒。板蓝根利咽喉治大头瘟的作用胜于大青叶；大青叶凉血，化斑，解毒作用胜于板蓝根。

现代研究 板蓝根对伤寒杆菌、溶血性链球菌、大肠杆菌、副伤寒杆菌、痢疾杆菌、金黄色葡萄球菌等有抑制作用；治疗流行性腮腺炎有良好效果，治疗流行性乙型脑炎取得满意效果，对流行性感冒、麻疹均有效；板蓝根注射用于无黄疸型肝炎、慢性肝炎也有一定效果。

用量用法 4.5~9克或12克。

使用注意 脾胃虚寒者不宜用。

附　方 普济消毒饮：板蓝根、玄参各10克，牛蒡子4克，黄连、桔梗、升麻、柴胡各2克，马勃1克，黄芩、连翘、僵蚕、薄荷各3克，水煎至200毫升，每日3回分服。治大头瘟。（*李东垣方*）

青　黛

青黛咸寒正泻肝，能清五脏大平安。
下焦蓄热瘟疫症，烂喉惊疳并火丹。

功　效 清热解毒、凉血止血、定惊消斑。

主　治 血热妄行、衄血、吐血、咯血、热毒发斑、高热抽搐、惊痫神昏、口糜、舌烂、痄腮。

辨　议 青黛泻肝经郁火，偏于惊痫，斑热，可以吹喉用，治生疮、红肿痛烂；大青叶清心胃毒热，偏于瘟疫热狂。

用量用法 0.9~4.5克，用布包煎。如冲服，每次0.3~0.6克或1克。

使用注意 中焦虚寒及阴虚潮热者忌用。

附　方 青黛、硼砂各5克，牛黄1克，冰片0.5克，研至极细，瓷瓶密贮。治口腔咽喉诸炎症之撒布药。（*经验方*）

蒲公英

公英味苦甘性寒，解毒消疔肿核呈。
专治乳痈祛实毒，瘟毒妙品有其名。

功　效　清热解毒、消痈散结。

主　治　热痢、瘟毒、腮腺炎、扁桃体炎。外用治乳痈、肠痈、
疔疮、疖肿、痈肿不散。

辨　议　蒲公英消疔毒的作用大于连翘，连翘清上焦心肺火热的
作用大于蒲公英。

现代研究　蒲公英对金黄色葡萄球菌、大肠杆菌、痢疾杆菌有抑制
作用。

用量用法　9~25克，重症者可用至30~60克。鲜蒲公英可外敷。

使用注意　凡阴疽、久败疮者均忌用。

附　方　蒲公英汤：鲜蒲公英36克，一味药煎汤2大碗，温服1碗，
余1碗趁热熏洗。如按目疼连脑者，宜鲜蒲公英18克，加怀牛膝9
克，煎汤饮之。治眼疾肿疼，或胬肉遮睛，或赤脉络目，或目睛胀疼，
或目疼连脑，或羞明多泪，一切虚火实热之证。（《医学衷中参西录》·
张锡纯）

紫花地丁

地丁白紫用相同，辛苦性寒解毒功。
发背痈疽疔瘰症，无头阴疮不宜攻。

功　效　清热解毒、凉血消肿。

主　治　瘟毒、疫毒、发斑、狂躁等营分毒热，以及细菌感染、
高热烦躁；外用治疔毒、痈肿、无名肿毒、恶疮。

辨　　议　紫花地丁凉血解毒作用较强，善治疔毒；蒲公英散结消肿作用较好，长于治乳痈。

现代研究　紫花地丁有广谱抗菌作用。

用量用法　9~15 克，重症者可用至 30~60 克。

使用注意　无热证、患阴疮者不宜用。

附　　方　紫花地丁 20 克，银花 10 克，甘草 3 克，蒲公英 5 克，水煎，每日 3 回分服。治蜂窝织炎、乳腺炎、疖肿。（《现代实用中药》. 叶橘泉）

败酱草

> 败酱辛苦性寒凉，治瘀消肿排脓佳。
> 脐腹胀满反跳痛，肠痈成脓破溃良。

功　　效　化瘀、消肿、排脓。

主　　治　血瘀而致的腹痛、腹胀硬块、肠痈、肺痈、疖肿痈疮、产后瘀血腹痛。

辨　　议　败酱草长于治肠痈，蒲公英长于治乳痈。

用量用法　9~15 克，重症者也可用至 30 克。

使用注意　寒证腹痛者忌用。

附　　方　薏苡附子败酱草散：薏苡仁 6 克，附子 1 克，败酱草 8 克，水 300 毫升，煎至 100 毫升，每日 3 回分服。治肠痈，慢性结肠炎及盲肠炎等。（《金匮要略》. 张仲景）

大血藤

大血藤苦且性平，清热解毒活血灵。
肠痈经闭脐腹痛，跌仆损伤关节炎。

功　　效　清热解毒、活血止痛。

主　　治　肠痈腹痛、妇女经痛、跌打损伤、风湿性关节疼痛。

辨　　议　大血藤与败酱草均能清热解毒，善治肠痈。大血藤可活血祛瘀、通络止痛，用于跌打损伤瘀肿疼痛、瘀滞痛经、风湿痹痛、关节不利；败酱草兼有消痈排脓之功，故还能治疗肺痈、疮痈，此外，败酱草又能祛瘀、通经、止痛，可用于治疗产后瘀滞腹痛。

用量用法　9~15克。

马齿苋

味酸性寒马齿苋，温热痢疾带血脓。
赤白带下痈疮疖，凉血止血疗效强。

功　　效　清热解毒、消肿散结、凉血止血。

主　　治　热毒血痢、痔疮便血、痈疮疔肿、乳痈瘰疬、蛇虫咬伤。

辨　　议　马齿苋与白头翁均能清热解毒，凉血止痢。马齿苋善治菌痢，兼能杀虫，又能清热通淋，治疗热淋、血淋时常与白茅根、车前草等药同用；白头翁凉血作用比马齿苋大，可治疗阿米巴痢疾。

用量用法　9~15克。

使用注意　脾胃虚寒、小便清利者不宜用。

附　　方　干马齿苋 20 克，生甘草 3 克，水煎服。治赤白带下、尿道炎、阴肿、热淋。（《现代实用中药》．叶橘泉）

白头翁

白头翁味苦寒凉，能入阳明血分强。
热毒秃疮温疟痢，癥瘕疮痔瘰疬伤。

功　　效　清热解毒、凉血止痢。

主　　治　湿热壅结、下利脓血、血多脓少、痔疮下血、鼻腔出血、妇人阴痒、带下赤白。

辨　　议　白头翁与黄连均能治疗痢疾。白头翁主清大肠血热，对热痢下血效果较好，对阿米巴痢疾疗效较好；黄连清热燥湿，对湿热痢较好，对细菌性痢疾效果较好。

用量用法　3~9克。

使用注意　虚寒久痢者忌用。

附　　方　白头翁汤：白头翁、黄连、黄柏、秦皮各7.5克，水煎，每日3回分服。治热性下利、细菌性肠炎、血痢、血痔等。（**仲景方**）

秦　皮

秦皮味苦清而收，明目清肝眼科求。
湿热带下兼泻痢，退翳消肿利人舟。

功　　效　清热治痢、清肝明目。

主　　治　湿热痢疾、目赤肿痛、羞明怕日、眼生翳膜、赤白带下、风湿疼痛。

辨　　议　秦皮治痢偏于清热涩肠，白头翁治痢偏于清热凉血。

现代研究　秦皮对风湿性关节炎、风湿性肌炎等疾病有效，可使风湿病患者尿中尿酸量显著增加。

用量用法　3~9克。

附　　方　秦皮散：秦皮、滑石、黄连各30克，为末，每用1.5克，

沸汤泡，去渣，温热频洗。治风毒赤眼、痛痒涩泪、昏暗羞明。（《太平惠民和剂局方》，太平惠民和剂局）

鸦胆子

鸦胆子味苦性寒，痢疟积热两均瘥。
赘疣鸡眼外捣敷，内服必须龙眼裹。

功　　效　截疟、消疣。

主　　治　时作时愈之痢疾，间隔日之疟疾。外用治赘疣、鸡眼。对于热邪积滞而致的痢疾，大便如红果酱者，可与黄连、木香、枳实、白芍、槟榔等同用。

现代研究　鸦胆子能杀灭阿米巴及疟原虫，对肠寄生虫、阴道滴虫都有杀灭作用。

用量用法　痢疾用 10~20 粒（去壳取仁），用龙眼肉包裹服用。疟疾用 5~10 粒（去壳），装胶囊中服。

使用注意　虚寒痢者忌用。

附　　方　鸦胆子、乌梅、诃子等分，研和用蜂蜜为丸，每次 1~2 克，每日 3 回吞服。治久痢不愈。（经验方）

天花粉

花粉味甘性微寒，止渴生津效果良。
热病伤津唇舌燥，解毒排脓作用强。

功　　效　清热生津、解毒排脓。

主　　治　热病伤津、口渴心烦、多饮消渴、疮疡痈肿、乳痈。

辨　　议　天花粉与石斛均有生津止渴的作用。天花粉清火、养胃阴的作用大于石斛；石斛滋肾阴、明目作用大于天花粉。天花粉生津止渴，且能益胃；天冬、麦冬也能养阴生津止渴，但其性黏腻，容易碍胃。

现代研究 天花粉有抗早孕、降血糖等作用，还有抗癌、抗细胞免疫缺陷病毒作用。

用量用法 3~9克，治消渴可用至 30 克。

使用注意 脾胃虚寒者忌用。忌与乌头、附子同用。

附　方 柴胡桂枝干姜汤：柴胡、瓜蒌根各12克，桂枝、黄芩、牡蛎（煅）各9克，干姜、甘草（炙）各6克，水煎服。治往来寒热，胸肋满闷，如有物支撑状，心烦，渴而不呕，但头汗出，小便不利证。

（仲景方）

白薇

白薇咸寒解冲任，益阴凉血兼清热。
伤中血逆肌肤热，产后虚呕血热淋。

功　效 清热、凉血、益阴。

主　治 热病伤阴、低热口渴、产后烦热呕吐、血淋。

辨　议 白薇清肌胃虚热，治原因不明低热，兼清冲任血热，对于热留膀胱的尿赤淋痛，在辨证的基础上加白薇，收良效；青蒿清肝胆虚热，退无汗骨蒸，治热在骨间，将邪由阴分引致气分，透热外出。

用量用法 4.5~12克，重症者可用至 15 克。

使用注意 血分无热、肠胃虚寒、大便溏泻者勿用。

附　方 白薇、地骨皮各10克，知母、牡丹皮各6克，水煎，每日 3 回分服。治潮热及产后虚热。（《现代实用中药》．叶橘泉）

34

漏 芦

> 漏芦味苦性寒凉，解毒泻热疗痈疽。
> 通乳排脓生肌妙，遗精尿血杀虫效。

功　　效　解毒消毒、通经下乳。

主　　治　乳汁不通、痈疽乳痛、湿热痹痛、筋脉拘急。

辨　　议　漏芦治乳痛长于泻热解毒，通乳利经脉；瓜蒌治乳痛长于宽胸散结、清热化痰；蒲公英治乳痛长于清热解毒，消痈散结。

用量用法　6~9克。

附　　方　漏芦20克，焙燥，研细粉，每回1~2克。驱蛔虫。(《外台秘要方》.中华中医药学会)

山慈菇

> 味甘性凉山慈菇，解毒攻毒散毒珍。
> 痈疮结核疗瘰疬，泻热攻坚肿瘘清。

功　　效　清热解毒、消痈散结。

主　　治　山慈菇能治一切脏腑毒热、时疫瘟邪、腮项红肿、疔毒恶疮、结核瘰疬、虫咬蝎螫、无名肿毒。《本草新编》载："此物玉枢丹中为君，可治怪病。大约怪病多起于痰，山慈菇正消痰之圣药，治痰而怪病自可除也。或疑山慈菇非消痰之药，乃散毒之药也。不知毒未成者为痰，而痰之结者为毒，是痰与毒，正未可二视之也。"

现代研究　药理学研究认为，山慈菇含有大量淀粉，能缓和毒物及有收敛作用，又有类似百合科属植物的强心作用。据研究报道，山慈菇有一定的抗癌作用。

用量用法　3~9克。

附　　方　太乙紫金丹（玉枢丹）：山慈菇、五倍子（焙）各3克，续随子仁（压去油）、红芽京大戟各 1 克，麝香 0.3 克，共研匀，用糯米饮打和为丸（或打成饼状），每服 2~3 克，细研，温水送服。治一切食物中毒，此为著名的中药解毒剂。（《是斋百一选方》．王璆）

射　干

射干泻火治咽喉，消痰散结解毒灵。
癖瘕通经疗疟母，肺热咳嗽气喘平。

功　效　清热解毒、消痰散结。

主　治　痰热交结、咽喉肿痛、痰火哮喘、癖块痃瘕、久疟成母。

辨　议　射干消痰散结的作用大于山豆根，山豆根泻火清热的作用大于射干。

现代研究　射干能除上呼吸道的炎症渗出物，并有止痛解热作用。

用量用法　2.5~4.5 克，重症 6~9 克，用量不宜过大。

使用注意　脾胃虚寒及孕妇忌用。

附　方　射干麻黄汤：射干、麻黄、生姜、细辛、紫菀、款冬、半夏各 9 克，五味子 5 克，大枣 7 枚，水煎温服。治咳而上气，喉中水鸡声者。（《金匮要略》．张仲景）

马　勃

马勃辛平且质轻，专消肺气又开音。
咽喉痹痛皆堪治，散血还兼止嗽平。

功　效　清肺利咽、散热开音。

主　治　咳嗽失音、咽喉肿痛、衄血咯血。

辨　议　马勃清散肺热而利咽喉，偏于肺气不得宣畅而致的咳嗽、喉痛、音哑；射干泻胸中实热，消痰散结而利咽喉，偏于热盛痰结而致的咳嗽、咽肿、喉中有水鸣声。

用量用法　1.5~6 克。温毒及大头瘟等重症者可用至 15 克或更多。

附　　方　连翘马勃散：连翘、牛蒡子各 30 克，马勃 6 克，银花 15 克，射干 9 克，研细末，每服 18 克，水煎服，也可用饮片，水煎服。治湿温咽喉疼痛。（《温病条辨》·吴鞠通）

芦　根

芦根味甘性凉寒，清热生津解渴烦。
肺热咳嗽痰脓血，清泄肺热透疹良。

功　　效　清热生津、止渴除烦、清利小便。

主　　治　温病发热、肺热咳嗽、肺痈脓痰、麻疹不透、胃热烦渴。

辨　　议　芦根偏入肺经，兼有清宣肺热、治肺痈、透麻疹的作用；天花粉偏入胃经，清胃热，生津止渴，兼有解毒、消肿排脓、生肌的作用。

用量用法　9~30 克，鲜品 15~60 克。

附　　方　苇茎汤：嫩芦梗 60 克，薏苡仁 20 克，桃仁 15 克，冬瓜子 15 克，水煎至 200 毫升，每日 3 回分服。治肺痈、肺脓肿。（《千金要方》·孙思邈）

淡竹叶

竹叶甘寒泻上焦，凉心止渴热烦消。
湿热入心神谵昏，口疮尿赤衄血除。

功　　效　清热除烦、利水通淋。

主　治　热病烦渴、心热尿赤、小便淋痛、口疮口糜、牙龈肿痛、齿衄鼻衄。

辨　议　灯芯、竹叶均能清心利水。竹叶偏心中烦热，舌红尿赤而小便不利；灯芯偏治五淋，尿道涩痛而小便不利。竹叶主入心，灯芯兼入肺。

用量用法　1.5~4.5克，重症者可用到9克。

使用注意　淡竹叶是一种禾本科植物，并非淡竹的叶，不宜混用。

附　方　竹叶石膏汤：竹叶、半夏各9克，石膏30克，人参、甘草（炙）各6克，粳米1匙，麦冬1.5克。水煎，每日3回分服。治伤寒解后，虚羸少气、气逆欲吐者。（**仲景方**）

橄　榄

橄榄甘温味涩收，功清肺胃利咽喉。
生津解酒除烦渴，能去河豚毒便优。

功　效　利咽消肿、止渴生津、解鱼鳖毒、醒酒安神。

主　治　肺热咳嗽、咯血、咽喉肿痛、食鱼鳖中毒、饮酒过多、烦躁口渴。

辨　议　橄榄与余甘子均能清热解毒、利咽生津，用于咽喉肿痛、口燥咽干、烦渴音哑。橄榄既能清解热毒，又能解酒、鱼鳖毒；余甘子兼有润肺化痰的作用，适宜感冒咽痛咳嗽痰黏者。

用量用法　6~9克，或嚼咽汁。

附　方　青咽汤：青橄榄、牛蒡子、白僵蚕、荆芥、薄荷、防风、桔梗、苦杏仁、甘草、枳壳、鲜浮萍、前胡。水煎，日再服。治温热疫毒、郁于肺胃、上蒸咽喉、红肿腐烂、壮热烦渴、疹密肌红、舌红绛如朱。（**《疫喉浅论》**·**夏云**）

夏枯草

夏枯草禀性纯阳，平肝散结头痛良。
肝肾阴虚目夜痛，瘿瘤痰核尽能匡。

功　　效　平肝阳、散郁结。

主　　治　头痛眩晕、眼花目赤、目珠夜痛、瘿瘤瘰疬、乳房结块。

辨　　议　夏枯草治瘰疬偏于平肝解郁、清热散结；玄参治瘰疬偏于滋阴降火、解毒散结。夏枯草治头痛偏于平肝清热，菊花治头痛偏于散风热。

现代研究　夏枯草有降血压、利尿的作用，对结核杆菌、痢疾杆菌有抑制作用。

用量用法　9克左右，特殊可用至15克。

附　　方　二味夏枯草汤：夏枯草8克，甘草2克，水煎至200毫升，每日3回温服。治瘰疬。（《和汉药考》·小泉荣次郎）

决明子

决明子味苦咸平，能入肝经益肾精。
泻热祛风疗目疾，还应不愧决明名。

功　　效　清肝明目、润肠通便。

主　　治　目赤肿痛、羞明流泪、头痛眩晕、目昏视减、目干抽动、大便秘结。

辨　　议　决明子与蔓荆子均治两侧头痛。草决明治疼痛近于太阳穴处者较好，偏于清肝明目；蔓荆子治疼痛近于颞颥部者较好，偏于散风明目。草决明清肝而明目，木贼草退目翳而明目。

现代研究　决明子含有维生素A类物质，有降血压作用。

用量用法 3~9克，捣碎煎服。

附　　方 马蹄决明子15克，龙肝草3克，黄柏5克，水煎至200毫升，每日3回分服。治急性结膜炎、目赤肿、头疼脑胀、便秘、高血压等。（《现代实用中药》．叶橘泉）

谷精草

谷精草性味温辛，上入阳明并入心。
明目疏肝去翳膜，咽牙痹痛用相均。

功　　效 疏风散热、明目退翳。

主　　治 风热目疾，赤肿畏光，眼生翳障，疳积上眼，咽喉、牙齿痹痛。

辨　　议 谷精草与决明子均能明目退翳。谷精草疏散风热，治畏光目赤、头痛喉痹、疳积眼疾、目盲翳膜；决明子清肝明目，润肠通便，治目赤肿痛、羞明多泪、目暗不明，大便秘结。

用量用法 4.5~9克。

使用注意 血虚目疾者慎用。忌用铁器煎。

附　　方 谷精草、青防风等分，为细末，每日3回，每回1~2克。治眼结膜炎、角膜炎等眼生翳膜。（《现代实用中药》．叶橘泉）

密蒙花

密蒙花性味平甘，目赤青盲病属肝。
润燥眼科眵泪肿，能疗翳膜有何难。

功　　效 清肝养肝、明目退翳。

主　　治　目赤多泪、视物昏花、风眩烂眼、小儿疳气攻目、翳障目暗。密蒙花是眼科常用药，配合蔓荆、防风、赤芍、菊花、荆芥、薄荷治疗目珠发痒有效。

用量用法　3~9克。

附　　方　密蒙花、谷精草、沙苑子、甘菊花各5克，枸杞子、生地黄各9克，共研细末，蜜丸如梧桐子大，每服2克，每日3回，决明子20克，煎浓汤送服。治角膜软化、结膜干燥症、夜盲、疳眼、弱视。（《现代实用中药》. 叶橘泉）

青葙子

青葙子苦性微寒，泻热驱风又镇肝。
障翳青盲明目妙，瞳仁散火抑肝阳。

功　　效　清热明目、散风止痒、降压退翳。

主　　治　目赤肿痛、目生障翳、羞明流泪、头痛眩晕、高血压。也可用青葙子配白鲜皮、防风、蝉蜕、苦参等治疗风热导致的皮肤瘙痒。

用量用法　3~9克。

使用注意　青葙子有扩大瞳孔的作用，故瞳孔散大的眼疾禁用。

附　　方　加味银翘汤：连翘、甘草、枳壳、银花、红花各3克，葛根6克，白芍、黄芩、生地黄、白芷、天花粉、青葙子、石膏各9克，蝉蜕7个，水煎分服。治阳明风热，眼皮红肿、疼痛。（《医学见能》. 唐宗海）

夜明砂

夜明砂性主清肝，散血功专障翳盲。
消积羞明童疳眼，须知蝙蝠屎淘成。

功　　效　清肝明目、散血消积、退除翳障。

主　　治　目赤肿痛、白睛溢血、青盲雀目、白内障、云翳遮睛、疳积上眼、跌打损伤。可与朱砂、密蒙花、决明子、望月砂、木贼草、菰仁、羊肝、鸡肝等同用。

用量用法　2.5~9克。

附　　方　夜明砂5克(绢包)，谷精草、密蒙花各6克，决明子10克，甘草3克，水煎至200毫升，去渣滤过，每日2~3回分服。治目疾、夜盲症、结膜干燥、角膜软化。（《现代实用中药》.叶橘泉）

牛　黄

牛黄性入胆心肝，解毒清心噤口丹。
利窍除痰惊厥狂，口疮咽肿痛疖安。

功　　效　清心开窍、凉肝息风、豁痰镇惊、消肿解毒。

主　　治　热邪入营、神昏谵妄、惊厥抽搐、喉肿口疮、痈疖疮毒，中风痰阻。

辨　　议　牛黄与黄连都有清热解毒的作用。牛黄是牛的胆结石，现在多为人工合成之品，性凉味苦，主要功效为清心宁神、利胆止咳，主治小儿惊风、咽喉肿痛；黄连为植物根茎，味苦性寒，泻心胃之火，凉肝胆，解热毒，并有燥湿作用，主要治疗心火亢盛的心烦失眠、神昏谵语、口舌生疮、湿热下利等证。

用量用法　0.15~0.3克，多入丸散。外用适量，研末调敷。

附　　方　牛黄人参散：人参、牛黄各等分，为散，薄荷水调服。

治小儿惊热。(《和汉药考》. 小泉荣次郎)

玄 参

> 玄参补水苦微寒，专制无根虚火干。
> 阳毒发斑喉痹痛，脾虚泄泻莫弹冠。

功　效　滋阴降火、解毒软坚。

主　治　火热上炎、咽喉肿痛、口渴、阳毒发斑、痈疮瘰疬。

辨　议　玄参与生地黄都能滋阴。玄参咸寒滋阴，偏于滋阴降火，适用于阴虚上浮之火；生地黄甘寒养阴，偏于凉血清热，适用于血热之火。玄参咸寒，降火养阴，善治内部肾阴不足、骨蒸痨热；苦参苦寒，泻火燥湿，善治外部皮肤湿热疥癞。

现代研究　玄参有降血压、降血糖作用，对铜绿假单胞菌有较强的抑制作用。

用量用法　6~12克，重者可用至30克。

使用注意　反藜芦。

附　方　四妙勇安汤：玄参、金银花各90克，当归60克，甘草30克，水煎服。治脱疽。患肢暗红微肿灼热、溃烂腐臭、疼痛剧烈，或见发热口渴、舌红脉数等。现在用于治疗静脉血栓性脉管炎、糖尿病足、痛风、丹毒，疗效显著。(《验方新编》. 鲍相璈)

赤 芍

> 赤芍味苦性微寒，活血散瘀跌打伤。
> 破血通经又凉血，痈疽疮毒止痛良。

功　效　活血散瘀、凉血消痈。

主　　治　血热吐衄、血瘀经闭、跌打损伤、瘀血作痛、胁肋疼痛、痈肿疮毒。

辨　　议　赤芍偏于行血活血，性散而泻，善治血瘀疼痛；白芍偏于养血柔肝，性收而补，善治血虚疼痛。赤芍泻肝经之火，行血中瘀滞而活血散血；牡丹皮泻心经之火，除血中伏热而凉血和血。

用量用法　4.5~10克。

使用注意　腹中冷痛、腹泻及无瘀血者忌用。不可与藜芦同用。

附　　方　血府逐瘀汤：桃仁12克，红花、当归、生地黄、牛膝各9克，川芎、桔梗各4.5克，赤芍、枳壳、甘草各6克，柴胡3克，水煎服。治胸中血瘀。胸痛、头痛，日久不愈，疼如针刺而有定处，或呃逆日久不止，或饮水即呛、干呕，或内热瞀闷，或心悸怔忡、失眠多梦、急躁易怒、入暮潮热，唇暗或两目暗黑，舌质暗红或舌有瘀斑、瘀点，脉涩或弦紧等。（《医林改错》．王清任）

牡丹皮

丹皮泻火入心肝，吐衄通经瘀块难。
破血凉血消痈肿，骨蒸无汗去烦安。

功　　效　凉血止血、凉血除蒸、活血化瘀、活血消痈。炒用凉血止血。

主　　治　血热吐血、衄血尿血、经少闭经、出疹发斑、骨蒸劳热、癥瘕肿块、痈疮疔肿、跌扑瘀血。

辨　　议　牡丹皮偏治无汗的骨蒸劳热，地骨皮偏治有汗的骨蒸劳热；牡丹皮能治血中伏火，地骨皮主泻肺中伏火。牡丹与黄柏皮皆能除肾热。牡丹皮辛润而凉，清肾中燥火；黄柏苦而坚阴，降肾中邪火。

现代研究　牡丹皮有抑菌作用和退热、降血压作用，能使子宫内膜充血，有通经作用。

用量用法　4.5~9 克。

附　　方　大黄牡丹汤：大黄 12 克，牡丹皮 3 克，桃仁、芒硝各 9 克，冬瓜子 30 克。治肠痈初起，少腹肿胀而痞硬，按之疼痛，发热怕冷，肠痈未成脓时。（《金匮要略》．张仲景）

银柴胡

银柴微寒出银州，入足阳明并少阴。
退热兼能凉血用，虚劳治法以为优。

功　　效　清热凉血、除蒸消疳。

主　　治　阴虚发热、骨蒸劳热、疳积发热、阴虚久疟。

辨　　议　银柴胡退热，主要是退阴分之虚热；柴胡退热，主要解少阳经实热。银柴胡入肝胃，清肝胃虚热兼退疳积发热；青蒿入肝胆，清肝胆虚热，兼治温热留连不退，似表似里，类虚类实。

用量用法　2.5~9 克。

附　　方　清骨散：银柴胡 4.5 克，胡黄连、秦艽、鳖甲（炙）、地骨皮、青蒿、知母各 3 克，甘草（炙）1.5 克，水煎服。治骨蒸劳热。（《证治准绳》．王肯堂）

地骨皮

骨皮凉血泻肺宽，清退郁火消渴烦。
吐衄咳嗽胸肋痛，劳热有汗骨蒸伤。

功　　效　清热凉血、降火除蒸、止咳宁嗽。

主　　治　肺热咳嗽、潮热骨蒸、劳热盗汗、内热烦渴、咯血。

辨　　议　地骨皮泻肺火，清血热，主入血分；桑白皮泻肺火，清肺热，偏入气分。二者常用，以气血双清。

现代研究　地骨皮稍有降低血糖的作用，并有解热及降低血压的作用。

用量用法　3~9 克。

使用注意　凡无血分热证及中焦虚寒，或虽血分有热而又兼外感者，均不宜用。

附　　方　秦艽鳖甲散：鳖甲（炙）、地骨皮、柴胡各 10 克，秦艽、知母、当归、乌梅各 5 克，青蒿 6 克。治风劳骨蒸、午后壮热、咳嗽肌瘦、颊赤盗汗、脉来细数。（谦甫方）

紫　草

> 紫草甘寒性润肠，能除血热入肝凉。
> 斑疮五疸均善治，久泻脾虚切莫尝。

功　　效　凉血活血、透斑疹、清热解毒、通大便。

主　　治　血热毒盛、斑疹紫黑、麻疹不透、痈肿疮毒、红肿灼痛、汤火烫伤、大便秘结。紫草有凉血通便作用，凡血风热毒而致大便秘结者，可随证加入。"玉红膏"含有紫草，外用于外科的痈肿疮疡，效果很好。

辨　　议　紫草与水牛角均能清热凉血。水牛角长于清营血之热，善治热入营血、高热神昏、皮肤斑疹、吐血。紫草长于凉血活血、解毒透疹，为治热毒血滞之瘀毒内陷、斑疹紫黑的要药。外用又能凉血解毒、活血消痈，可用于痈疽疮疡、湿疹瘙痒、水火烫伤等。

现代研究　紫草有兴奋心脏与解热作用。

用量用法　3~9 克。

使用注意　肠胃虚寒，大便溏泻，无斑疹、疮毒者不宜用。

附　方　紫草根、当归各20克，黑芝麻油200毫升，放入瓷锅中，用文火熬至药枯焦为度，滤去渣，再加入黄蜡30~40克（软硬适度为止），待冷而成软膏。治冻伤溃烂及下肢溃疡。（*华冈青洲方*）

▌西瓜皮

西瓜止渴味甘凉，引得心包火下端。
解暑除烦醒酒用，时逢夏月食之安。

功　效　清热解暑、生津止渴。

主　治　暑热伤津、心烦口渴、小便不利、喉肿口疮。

辨　议　西瓜皮及瓤均含有糖分、小量盐类，确有利尿效果，对高血压、膀胱炎、肝胆实热亦有疗效；西瓜汁膏用于糖尿病、肾炎功效更显著；西瓜霜少量吹患处治喉肿、牙疳、口疮。

用量用法　西瓜皮15~30克，鲜品60~120克。

附　方　西瓜皮（干者）40克，须用连瓤之厚皮，晒干者入药为佳，若用西瓜皮则无效，白茅根（鲜者）60克，煎至200毫升，每日3回分服。治肾炎、水肿。（*《现代实用中药》．叶橘泉*）

▌荷　叶

荷叶苦平升清阳，解暑清胃烦渴良。
崩漏吐衄兼消瘀，好血能留恶血驱。

功　效　清热解暑、升阳清胃止泻、化瘀止血。

主　治　暑热伤津、烦渴泄泻、湿伤脾虚、吐衄便血、血热崩漏。

辨　议　荷叶与荷梗均具清暑散热、凉血止血的功效，两者同出一种植物，药性都较为平和。荷叶具有消水肿、止泻的功效，多用于咯血、吐血；荷梗具有祛湿、安胎、利气的作用，常用于孕期呕吐、白带异常。

用量用法 3~9克，鲜品15~30克，荷叶炭3~6克。

附　方 清震汤：升麻、苍术各15克，荷叶1枚，水煎服。治雷头风、头面疙瘩、肿痛、憎寒壮热、状如伤寒。*（东垣方）*

绿　豆

绿豆甘寒心胃经，清凉解毒用之灵。
连皮利水兼消渴，粉抹痘疮烂毒型。

功　效 清热解暑、解百毒、利小便。

主　治 暑热伤津、心烦口渴、水肿、痢疾，并治乌头、附子、砒霜、乙醇、"1059"农药等中毒，疗烧伤烫伤。

辨　议 绿豆清热毒、解渴、去浮风、润肤、利小便、治胀、厚肠胃、和脾、治泻痢；赤小豆下水肿，排脓肿、脓血，吐逆，卒澼。

用量用法 30~60克，外敷痈疽。

附　方 绿豆衣薏苡仁汤：绿豆衣6~10克，薏苡仁10~15克，水煎服；若口渴、舌燥甚者，可加天花粉30克。主治口干、口渴、心烦的消渴病，疗效显著。*（施今墨方）*

青　蒿

青蒿苦寒治蒸劳，解暑清肝血分高。
退黄明目清虚热，截疟功盖天下傲。

功　效 清热除蒸、截疟解暑、退黄除湿。

主　治 伤阴发热、暮热早凉、骨蒸劳热、疟疾寒热、暑热无汗、胸闷肢倦、目昏目赤、湿热黄疸。

辨　议　青蒿治温热留连、寒热交作、似表似里、类虚类实，或暮热早凉，久久不愈；地骨皮泻肝肾虚热，退有汗的骨蒸，兼清肺中伏火。

现代研究　青蒿能减慢心率、抑制心肌收缩力、抗疟、调节免疫功能作用、解热和抗炎镇痛。

用量用法　3~9克，特殊重症者可用12~25克。

使用注意　里有虚寒、大便溏泄及产后气虚者勿用。

附　方　青蒿鳖甲汤：青蒿、知母各6克，鳖甲15克，生地黄（研细）12克，牡丹皮9克，水煎服。治温病后期，邪伏阴分、夜热早凉、热退无汗、舌红少苔、脉细数。（《温病条辨》．吴鞠通）

地　龙

地龙味咸性偏寒，清热利水通经难。
高热抽搐言狂乱，定惊平喘肢体麻。

功　效　清热止痉、通经活络、降压利尿。

主　治　高热惊狂、神昏抽搐、肺热咳喘、足跗水肿、肢体麻木、关节疼痛、半身不遂。

辨　议　地龙与穿山甲均有通经活络，引药直达病所之功。地龙偏走下行，故治脚气，并能利水湿而消水肿；穿山甲偏走全身，无处不到。

现代研究　地龙有扩张支气管、解热、抗组胺、降压作用。

用量用法　3~9克。

附　方　小活络丹：天南星、川乌（制）、草乌（制）、地龙各180克，乳香（制）、没药（制）各65克，研细末，加炼制成大蜜丸，每丸重 3 克，每回 1 丸，每日 2 回，空腹时用陈酒或温开水送服。治风湿痰瘀痹阻经络、筋骨疼痛、肢体麻木、关节屈伸不利、舌淡苔白、脉弦细。（《太平惠民和剂局方》．太平惠民和剂局）

黄药子

黄药子味苦性平，肿块瘿瘤可消停。
附囊肿大疝气胀，喘咳痰嗽喉痛灵。

功　效　散结消肿、止咳平喘、止血消疝。

主　治　瘰疬瘿瘤、包块硬肿、囊肿疝气、咳嗽气喘、吐血衄血。

辨　议　黄药子具有凉血止血、散结消肿的作用，主要治疗吐血咯血、咽喉肿痛、甲状腺肿大；山慈菇具有清热解毒、消痈散结的作用，主要治疗疔疮肿毒、毒蛇咬伤等皮肤病。

用量用法　6~10 克。

附　方　黄药子 100 克，研粗末，高粱酒 500 毫升浸，密封 2 星期，酌饮其酒，每日 3 回，食后饮微醉为度。治项下瘿气、甲状腺肿。（《千金要方》．孙思邈）

木蝴蝶

蝴蝶又名千张纸，味甘性凉开音嘶。
肺热咽痛顿咳嗽，疏肝和胃敛疮司。

功　效　清热利咽、和胃疏肝、收敛疮口。

主　治　肺热咳嗽、声音嘶哑、咽喉肿痛、气郁胃痛、疮口不收。

辨　议　木蝴蝶与胖大海均能利咽，用于治疗肺热咽痛、声音嘶哑、咳嗽失音。木蝴蝶能疏肝理气、和胃止痛，适宜于治疗肝气犯胃、肝胃不和之胃腔胁肋疼痛；胖大海善润肺开音，为治疗咽痛失音之佳品，此外，胖大海兼有清热通便的作用，适宜燥火便秘，伴头痛、目赤、牙痛等上部热证者。

用量用法 1.5~3 克。

附　方 止咳糖浆：木蝴蝶 3 克，胖大海、桑白皮、款冬花各 10 克，桔梗 5 克，甘草 3 克，水 600 毫升，煎取 200 毫升。加冰糖 100 克，溶化于药液，制成糖浆，每日数次，频服。治支气管炎、百日咳。（《现代实用中药》．叶橘泉）

白花蛇舌草

白花蛇舌草甘寒，清热解毒活血良。
消肿利尿肠痈淋，咽喉肿痛抗癌瘤。

功　效 清热解毒、活血消肿、利尿消痈。

主　治 肠痈脓肿、湿热黄疸、咽喉肿痛、消肿抗癌。

辨　议 白花蛇舌草与土茯苓均能解毒、除湿、通淋。白花蛇舌草清热解毒之中又兼解蛇毒，常用于治疗肠痈腹痛、疮疡肿毒、咽喉肿痛毒蛇咬伤；土茯苓善治梅毒，又兼解汞毒，还能利关节，对梅毒或因梅毒服汞剂中毒而导致的肢体拘挛者，功效尤佳，为治梅毒要药。白花蛇舌草还有清热利湿通淋之效，常用于治疗热淋、小便涩痛；土茯苓又有利湿解毒之功，常用于治疗热淋、湿热带下、湿疹。

现代研究 白花蛇舌草有一定抗癌作用。

用量用法 20~50 克。

附　方 白花蛇舌草、一点红各 60 克，水煎分服。治疗实证口疮。

（《实用中医内科学》．王永炎、平世芸）

51

鱼腥草

鱼腥草气鱼腥臊,咳嗽脓痰肺热熬。
痈疮肿毒淋痢下,肺痈排脓疗效高。

功　效　清热解毒、消肿排脓、通淋止痢。

主　治　痰热咳嗽、肺痈吐脓、下利赤白、痈肿疮疔。

辨　议　鱼腥草清热解毒,味辛入肺,宣散壅结,偏于治疗肺痈(肺脓肿)及肺部感染;蒲公英能入肝胃二经,消肿散结,偏于治疗乳腺炎及乳房肿块。

用量用法　6~25 克。

附　方　鱼腥草(干者)20 克,大枣 10 枚,水煎至 200 毫升,每日 3 回分服。治蜂窝织炎、中耳炎、肺脓肿、乳腺炎等。(《现代实用中药》．叶橘泉)

半枝莲

半枝莲味苦性寒,清热解毒活瘀强。
利水消肿排痈毒,疗治肿瘤可探寻。

功　效　清热解毒、活血消肿。

主　治　咽喉肿痛、毒蛇蜂蝎螫伤、疔肿痈疡。

辨　议　半枝莲与半边莲均有清热解毒、利水消肿之功,既能治疗痈毒疮痈、毒蛇咬伤,又能治疗大腹水肿。半枝莲还有活血、凉血、止血的作用,可用于治疗跌打损伤、血热出血。

现代研究　半枝莲有抗肿瘤作用。

用量用法　15~50 克。

附　方　鼻上方:钩藤、蜈蚣、蜂房、莪术、走马胎、葵树子、山慈菇、桑寄生、半枝莲。治疗鼻咽癌。(中山医学院处方)

蟾蜍

蟾蜍拔毒治惊疳，退热除虫去湿良。
发背痈疽均可用，蛤蟆大毒外科谈。

功　效　解毒杀虫、醒神开窍、消肿止痛。

主　治　痈疽发背、疔疮内毒、咽喉肿痛、中毒吐泻、小儿疳积、腹痛、牙痛。

辨　议　蟾蜍有皮与蜕之分。蟾皮为人工剥下的皮肤，无肉无内脏，腥味重；蟾蜕又称蟾衣，为蟾蜍自然脱落的角质衣膜，薄而透明，服用安全，不用担心不良反应，一天1~2克，饭后半小时，温水送服。

现代研究　蟾蜍有很显著的治疗肝癌、食管癌效果，可消除肿块、止痛止痒。

用量用法　3~9克入煎，研末，0.9~3克冲服。

使用注意　蟾皮未提取蟾酥，毒性大，要注意副作用，要在医生指导下服用。

附　方　蟾蜍丸：蟾蜍、轻粉各1克，川乌、莲花蕊、朱砂、乳香、没药各1.5克，麝香0.9克，制成丸剂，如豌豆大，每服1丸，重病2丸，葱白汁冲热黄酒送服，盖被取汗。治疗疔疮恶疽，即"炭疽兽疗"。

（《证治准绳》．王肯堂）

白　蔹

白蔹苦辛性且寒，能除火热烂疮安。
生肌止痛痈疽毒，扑损金疮冻耳康。

功　效　清热解毒、消肿散结。

主　治　痈疽发背、火毒疔疮、瘰疬瘿瘤、汤火烫伤、生肌止痛。

辨　议　白薇除血热，偏于退虚热；白蔹除血热，偏于解毒治疮，并能收敛疮口。

现代研究 白蔹根去皮研末，取 3 两以沸水搅拌成团后，加 75%~95% 乙醇溶液调成稠糊状，外敷，每日 1 次，以愈为度，对疖痛、蜂窝织炎、淋巴结炎效果好。

用量用法 4.5~9 克。

附 方 白蔹（研细粉）、地榆（研细粉）各 5 克，两种混合，以麻油调涂患处。治汤火烫伤、烂冻疮、下腿溃疡等。（《现代实用中药》．叶橘泉）

木芙蓉

芙蓉叶性滑黏涎,凉血清金散热妍。
止痛排脓消肿毒,痈疽烫伤效如仙。

功 效 清热解毒、消肿止痛。

主 治 痈疽疮疡、疔毒赤丹、汤火烫伤。

辨 议 木芙蓉与重楼均能清热解毒，治疗痈疮肿毒。木芙蓉有凉血消肿之功，对于热毒疮痈，无论已溃未溃，疗效均佳，还善治丹毒、烫伤等；重楼兼能解蛇毒、消肿止痛，为治毒蛇咬伤要药，还能清肝泄热而息风，可治小儿肝热惊风。

用量用法 15~30 克，外用适量，捣敷患处。

附 方 芙蓉膏：芙蓉叶、赤小豆、香附、菊花叶、白及各 12 克，为细末，每末 3 克，加麝香 0.3 克，米醋调，外敷之。治发背痈疽，解毒消痈。（《医学心悟》．程国彭）

重 楼

重楼味苦性微寒,咽喉肿痛可轻谈。
恶疮痈肿并疔疖,七叶一枝花堪夸。

功　　效　清热解毒、活血消痈。

主　　治　咽喉肿痛、疔毒疮疡、消散肿瘤。

辨　　议　重楼与紫花地丁均有清热解毒、消肿散结之功效。重楼苦以降泄,寒能清热,治痈肿疔疮、咽喉肿痛、毒蛇咬伤;又能凉肝泻火、息风止痉,治小儿惊风、手足搐搦;又化瘀止血、消肿止痛,治跌打损伤、瘀血肿痛。紫花地丁除兼解蛇毒外,苦泄辛散、消痈散结,治痈肿疔疮、乳痈肠痈,尤其以治疗疔毒见长。

现代研究　重楼有抗菌作用。

用量用法　6~9克。

使用注意　大剂量可出现恶心、呕吐等副作用。

附　　方　重楼10克,研细末,每服1克,凉开水送服。治小儿惊风。(《现代实用中药》. 叶橘泉)

蔷薇根

蔷薇根苦入阳明,泻痢痈疽湿热清。
遗尿祛浊消渴症,牙痛口烂好眠醒。

功　　效　清热解毒、祛风除湿、活血调经、固精缩尿、消骨鲠。

主　　治　疮痈肿痛、牙痛口疮、衄血痔血、关节疼痛、久痢不止、遗尿频顿、月经不调、白带过多、子宫脱垂、骨鲠。

辨　　议　蔷薇果、花与根的功效均有所不同。果实为利尿泻下剂,对肾炎水肿、月经不调、小便不利有效;花为泻下剂,小剂量芳香健胃,蒸馏花露治口疮及消渴。

用量用法 10~15克。

附　方 禹功汤：蔷薇果15克，水500毫升，煎至200毫升，去渣，每日3回分服。治肾脏炎、水肿。（《现代实用中药》·叶橘泉）

| 蕤 仁 | 蕤仁性润入肝脾，益入心经益水卓。
目赤肿痛烂多泪，消风散热去邪宜。 |

功　效 疏风散热、养肝明目。

主　治 目赤肿痛、眦烂多泪、鼻衄、失眠多梦、烦躁不安。

辨　议 蕤仁甘以补血，寒能清热，养血明目，专在治本；谷精草甘平，行走上焦，直达巅顶，善于疏散头部风热，而无寒凉抑遏之弊，治风重于热之目不明实证。谷精草疏风散热力强，蕤仁清热养血明目力专，如二药合同，标本兼治，疏风清热、明目退翳效果更佳。

用量用法 5~9克。

附　方 蕤仁、决明子、川大黄（锉微炒）各23克，黄连（去须）、柴胡（去苗）、葳蕤、黄芪（锉）各30克，甘草（炙微赤，锉）15克，上药捣粗罗为散。每服9克，以水煎300毫升，煎至180毫升，食后温服。治眼生花翳。（《太平圣惠方》·王怀隐、王祐）

| 蔄 茹 | 蔄茹破血性辛寒，有毒能除热痹安。
癥瘕排脓亏恶肉，祛虫治疥外科看。 |

功　效 除热痹、消痈肿、祛疥虫。

主　治　痈疽肿痛、疥疮、伤寒咽痛。

辨　议　蔄茹专供外用。市售狼毒均系本品。据报道：治结核之狼毒枣即本品制成。蔄茹别名兰菇、离娄、掘据。

用量用法　适量。

附　方　蔄茹散：水银 3 克，好茶 6 克，蔄茹 9 克，轻粉少许。上药研为末，用油调搽患处，每次不拘多少。杀虫止痒。治疗疥疮久经不愈者。（《卫生宝鉴》．罗天益）

人中黄

中黄泻热性甘寒，入肾清痰食积安。
湿热发斑兼痘陷，天行热毒亦恶疮。

功　效　清热、解毒、凉血。

主　治　伤寒热病、高烧烦渴、热毒斑疹、咽喉赤、疮毒火丹。

辨　议　人中黄是加工后而成，具有泻胃火，解疫毒，治天行狂热、温毒、恶疮、菌蕈毒等功效；人中白为健康人尿自然沉淀的结晶，白色经久而干者，治肺痿劳热、吐血、口舌生疮。

用量用法　6~9 克，布包入煎。

附　方　人中黄、生山栀各 6 克，金银花、牡丹皮各 5 克，作煎剂。治丹毒。（《现代实用中药》．叶橘泉）

人中白

中白咸平泻热良，痘疮倒陷并牙疳。
膀胱有热并肝火，觅取童浆溺器探。

功　效　清热利咽、消肿解毒、止血祛瘀。

主　　治　咽喉肿痛、口舌生疮、走马牙疳、梅毒下疳、肺痿劳热、衄血咯血。

辨　　议　人中白降火、散瘀，治肺痿、鼻衄、劳热、淋浊、消渴、痘疮倒陷、牙疳口疮等；秋石润三焦、明目延年，治虚劳冷疾、小便白浊。

用量用法　3~9克，入煎。外用适量，研末吹喉或调敷。

附　　方　人中白5克，麝香0.5克，蟾蜍(涂酥炙焦)、芦荟各50克，共研细为粉末，每服1克，每日3回。治小儿疳积肚腹胀。(《和汉药考》. 小泉荣次郎)

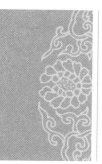

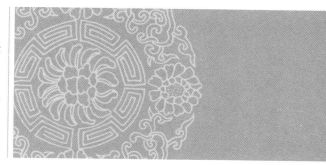

祛风湿药

独 活

独活苦辛理伏风,头眩目暗齿痛同。
腰腿酸痛风寒袭,入足少阴气分中。

功　　效　搜风去湿、发散风寒。

主　　治　伤风头痛,牙痛,风湿痹所致腰膝,足、胫筋骨疼痛,
入少阴治头痛。

辨　　议　下肢风湿疼痛用独活,上肢项背风湿疼痛用羌活。

现代研究　独活有镇痛、抗关节炎、抗心律失常、抑制血小板聚集
等作用。

用量用法　6~9克,体壮病重者可用至12克。外用15~30克。

附　　方　独活汤:独活、羌活、防风、细辛、桂心、白薇、当归、
川芎、半夏、人参、茯神、远志、石菖蒲各15克,甘草(炙)7克,
研末,每次用30克,加姜枣水煎温服。治风虚瘈疭、昏愦不觉,或
为寒热。(《丹溪心法》,朱震亨)

秦 艽

秦艽味苦善祛风，筋脉痉挛湿痹通。
骨蒸虚劳兼退黄，肠风泻血并齿痛。

功　效　祛风利湿、退骨蒸劳热、退黄疸。

主　治　风寒湿痹、周身及关节拘挛疼痛、阴虚、骨蒸劳热、退黄疸、通大便、牙齿肿痛、口眼㖞斜等。

辨　议　秦艽治虚劳，偏于潮热骨蒸；银柴胡治虚劳，偏于寒热交作。秦艽与独活都能治身体下部风湿疼痛。秦艽用于风湿热痛，独活用于风湿寒痛。

现代研究　秦艽所含生物碱甲能通过神经系统间接影响垂体，使肾上腺皮质功能亢进，故对关节炎有治疗作用，其作用和考地松相近似；有一定的抗过敏休克及抗组胺作用；有升高动物血糖的作用，并使肝糖原明显下降。

用量用法　3~9 克。

附　方　大秦艽汤：秦艽 9 克，石膏、川芎、当归、芍药、甘草、独活各 6 克，羌活、防风、黄芩、白术、白芷、茯苓、生地黄、熟地黄各 3 克，细辛 2 克，水煎服。治手足不能运动，舌强不能语言。

（《卫生宝鉴》·罗天益）

木 瓜

木瓜味涩善温脾，和胃温肝利湿司。
霍乱转筋消暑湿，调荣保卫脚气宜。

功　效　利湿理脾、舒筋活络。

主　治　中焦湿盛、吐泻腹胀、湿脚气肿、霍乱转筋、关节不利、腰膝酸痛。

辨　　议　木瓜利湿温肝而舒筋，白芍柔肝缓急而养筋。

用量用法　6~9 克。

使用注意　筋骨关节不利而兼小便不畅者，不宜单用，须配合利水之品同用。

附　　方　顺风匀气散：白术 6 克，乌药 4 克，人参 2 克，沉香、甘草（炙）、青皮、木瓜、苏叶各 1.5 克，加姜煎。治中风中气、半身不遂、口眼㖞斜。（《奇效简便良方》. 丁尧臣）

威灵仙

灵仙泄气治诸风，十二经中靡不通。
积聚癥瘕兼冷痛，诸痹水肿利肠功。

功　　效　祛风湿，宣通五脏、十二经络，除痰消积。

主　　治　全身关节疼痛、屈伸不利、癥瘕积聚、黄疸水肿、风湿痰气、冷气作痛等。对于癥瘕积聚、黄疸水肿、风湿痰气、冷气作痛等，均可结合辨证加威灵仙，其性走窜快利，收效迅速。

辨　　议　威灵仙治风湿痹痛偏在太阳经者，秦艽治风湿痹痛偏在阳明经者。威灵仙主用于风寒湿留滞于经络的痹疼；老鹳草祛风湿、健筋骨，主用于筋骨肌肉损伤、麻木和风湿痹痛。

用量用法　3~12 克。

使用注意　体虚者慎用。

附　　方　威灵仙 37.5 克，砂仁 31 克，砂糖 1 匙，煎汤频服。治鱼骨鲠于咽部。（经验方）

上中下痛方：威灵仙、桂枝、羌活各 9 克，黄柏（酒炒）、苍术（泔洗）、天南星（姜制）各 60 克，防己、桃仁、龙肝草、白芷各 1.5 克，川芎 4.5 克，共研为细末，用神曲煮糊为丸，如梧桐子大，每次 9 克，

开水送服。治风寒、湿、热、痰、血瘀等引起，以周身疼痛为主的一类疾病。（《丹溪心法》. 朱震亨）

香加皮

香加南北稍不同，坚骨强筋肝肾良。
女子阴痒儿脚软，风湿痹痛水肿功。

功　　效　祛风湿、壮筋骨、消水肿。

主　　治　风湿痹痛、腰膝软弱、五迟五软、脚气水肿、风湿阴痒。

辨　　议　香加皮祛风湿、兼益肝肾，偏用于筋软骨弱；白鲜皮祛风湿、气寒善行，偏于风疮疥癣、诸黄风痹。香加皮壮筋骨，偏用于筋软弱骨无力，对筋急不如木瓜；木瓜理筋病，偏用于筋急筋软。香加皮有南北之分。南香加皮偏用于腿软骨弱，含丰富维生素，甲、乙挥发油，对脚腿水肿有效；北香加皮有强心苷类毒毛旋花子素 K 样作用。一般认为南香加皮效果好，为正品，北香加皮有一定毒性，注意剂量不宜大。

用量用法　南香加皮 4.5~9 克，北香加皮 3~6 克。

使用注意　北香加皮用量较大时，会出现呕吐、心跳减慢，须密切注意。

附　　方　香加皮散：香加皮、油松节、木瓜各 10 克，共研为细末，每服 3 克，每日 3 回，温酒送服。治慢性风湿。（《沈氏尊生书》. 沈金鳌）

蚕 沙

蚕沙辛温脾胃肝,祛风除湿定痛安。
吐泻转筋风疹痒,风眩烂眼湿除康。

功　效　祛风除湿、活血定痛、和胃止泻。

主　治　风湿痹痛、霍乱转筋、呕吐腹泻、风瘙瘾疹、风眩烂眼。

辨　议　蚕沙治风湿痹痛,虽然无论寒热新旧皆可,但最适宜风寒湿痹之肢节疼痛、屈伸不利者,还兼有祛风除湿止痒之效,可治疗风疹、湿疹瘙痒;木瓜偏于治疗风湿顽痹、筋脉拘挛、脚气肿痛,还能消食生津,可疗伤津口渴、消化不良。

现代研究　蚕沙有抗炎、调节血糖、改善和治疗贫血、清除自由基、抗氧化、抑制肿瘤细胞生长等作用。

用量用法　9~1.5克,入药布包煎。

附　方　晚蚕沙 40 克,水 600 毫升,煎至 300 毫升,滤过去渣,每日数回分服。治糖尿病口渴或吐泻失水之口渴。(《王孟英案方》. 王士雄)

豨莶草

豨莶生寒蒸制温,四肢风痹肾肝风。
口眼㖞斜言滞涩,腰筋冷痛肢痹功。

功　效　祛风湿,蒸制兼益肝肾、去肝肾风气。

主　治　中风、口眼㖞斜、口涎沫、语言滞涩、手足缓软无力、四肢经络及关节疼痛、两腿沉重。

辨　议　豨莶草偏于治疗湿邪偏重、腰腿疼痛、乏力,兼有益肝肾作用;络石藤偏于治疗风湿热化、筋脉拘急疼痛。

现代研究　豨莶草有降血压作用。

用量用法 6~13克，重症者可用至 15~31 克。

附　　方 豨莶草叶及嫩枝不拘多少，微焙为末，炼蜜成丸，每服 1~2 克，每日 3 回，食后温酒送下。治卒中后半身不遂、口眼喝斜、言语失音。（**古传验方**）

| 海桐皮

海桐皮苦善祛风，去湿除虫血分中。
膝疼腰痛烦痹蹙，龋齿目赤疥癣通。

功　　效 祛风除湿、通络止痛、杀虫治癣。

主　　治 腰腿痹痛、四肢疼痛或屈伸不利、跌打骨折、龋齿、顽癣。

辨　　议 海桐皮用于风湿性疼痛，止痛效果较明显，并可外用于治疥癣；南香加皮用于腰脚乏力，筋脉拘挛。

现代研究 海桐皮中所含的生物碱对横纹肌有松弛作用，对中枢神经有镇静作用。海桐皮有积蓄作用，毒性主要表现为对心肌及心脏系统的抑制，大剂量使用可引起明显的心律失常及低血压。

用量用法 3~9克。外用适量浸酒。

附　　方 海桐皮、川楝皮、蛇床子、羊蹄、大黄等分研末，高粱酒浸作 20% 酒剂，外涂擦。治皮肤干癣、顽癣等。（**《现代实用中药》·叶橘泉**）

| 海风藤

辛苦微温海风藤，祛风除湿经络通。
风寒湿痹肌肉痛，拘挛麻木屈伸功。

功　　效 祛风湿、通经络。

主　治　风寒湿痹的关节疼痛、屈伸不利、四肢拘挛、麻木不仁等一切痹证。

辨　议　海风藤与海桐皮均能祛风湿，通行经络而治痹证。海风藤祛风湿，通经络，偏于风湿所致关节肌肉疼痛，兼能行痰饮；海桐皮其性苦平，化湿泻热，偏于湿热下注、脚膝热痹，兼治疥癣。

用量用法　6~15克，重症者可用至 30 克。

使用注意　血虚、阴虚及肾虚（无风寒湿邪）腰腿痛者不宜用。

附　方　蠲痹汤：海风藤 6 克，桑枝、当归各 9 克，独活、秦艽各 3 克，乳香、木香各 2.4 克，川芎 2.1 克，桂心、甘草（炙）各 1.5克，水煎服。通治风寒湿三气，合而成痹。（《医学心悟》．程国彭）

青风藤

> 性入肝经青风藤，麻痹诸风鹤膝形。
> 历节去疼瘙痒痛，功兼去湿效显灵。

功　效　祛风湿、通经络、利小便。

主　治　关节疼痛、红肿、肢体麻木、腰酸背痛、水湿内停、水肿便闭、皮肤瘙痒。

辨　议　青风藤祛风湿，偏于风湿流注，治历节风、鹤头风；海风藤祛风湿，通经络，偏于风寒所致关节、肌肉疼痛。

用量用法　6~12克。

附　方　青风藤 15 克，汉防己 10 克，水煎服。治热痹、湿热痹。

（《实用中医内科学》．王永炎、严世芸）

络石藤

络石味苦性微寒，善通经络血脉安。
湿从热化关节痛，筋脉拘急肌酸难。

功　　效　通经络、利血脉、祛风湿。

主　　治　风湿热痹、关节热痛、筋脉拘急、屈伸不利、肌肉酸楚。

辨　　议　络石藤治风湿痹痛，偏用于兼有热象者；海风藤治风湿痹痛，偏用于风寒湿较重无热象者。

用量用法　6~15克，重症者有时可用30克。

附　　方　络石藤15克，甘草节、忍冬藤各10克，乳香、没药各5克，水煎至200毫升，每日3回分服。治痈疽疼痛。（*经验方*）

老鹳草

味苦辛温老鹳草，疏通经络祛湿风。
皮肤麻痒兼泻痢，肢体麻木关节疼。

功　　效　祛风除湿、通经活络、祛痒止痢。

主　　治　关节痹痛、肢体麻木、皮肤麻痒、泻痢初起。

辨　　议　老鹳草与豨莶草均有祛风胜湿、通经活络、清热解毒之功效，治风湿疼痛、关节不利、肌肤麻木、疮痛疖肿、水火烫伤、湿疹等。老鹳草能清热解毒、止泻止痢，常用于治疗湿热、热毒之泻痢；豨莶草解毒除湿，善治皮肤风疹、湿疹、痈疮、黄疸、头昏肢麻等。

用量用法　9~15克，特殊可用到30克。老鹳草单用时可以浸酒饮用，也可熬成流膏服用。

附　　方　老鹳草、豨莶草各30克，水煎服。治风湿痹痛。（*《实用中医内科学》，王永炎、严世芸*）

松 节

松节苦温劲下调，能疗骨节风湿消。
松脂止痛祛虫毒，配方熬膏去毒超。

功　　效　祛风湿、活经络、利关节。

主　　治　风湿痹痛、关节筋骨拘挛疼痛、关节肿痛不伸。

辨　　议　松节偏于治疗关节屈伸不利或关节肿胀的寒湿痹痛；伸筋草、透骨草偏于治疗筋骨拘挛的风湿痹痛。松脂祛风燥湿、排脓拔毒、生肌止痛，临床多适量熬膏外敷，治疗痈疮疖肿。

用量用法　9~15克，重症可用至30克。

附　　方　松枝酒：松节、桑枝、桑寄生、钩藤、续断、天麻、金毛狗脊、虎骨、秦艽、青木香、海风藤、菊花、香加皮各30克，当归90克，用生酒2斤煮，退火7日饮。治白虎历节风，走注疼痛，或如虫行，诸般风气。（《医学心悟》，程国彭）

桑 枝

桑枝味苦且性平，祛风除湿关节灵。
四肢拘挛难屈伸，邪从热化湿痹蠲。

功　　效　祛风除湿、通利关节、利水消肿。

主　　治　风湿热痹、关节麻木疼痛、手足拘挛、水肿脚气。

辨　　议　桑枝苦平，能利四肢关节，祛风气，偏用于风邪化热的四肢关节痹痛及中风半身不遂（有热象者）；桂枝辛温，能通达四肢阳气，偏用于风寒湿痹。

现代研究　桑枝有显著降血压的作用，含有维生素 B_1。

用量用法　10~30克。

附　　方　桑枝膏丸：制首乌、枸杞子、当归、黑芝麻、菊花炭、

柏子仁、刺蒺藜，上药为末，用桑枝熬膏，为丸。治肝血不足、虚风内动、左指肿痛引肩。（《杂病源流犀烛》·沈金鳌）

┃ 千年健 ┃

> 年健辛甘苦性温，强筋壮骨活络通。
> 四肢麻木筋骨软，老翁风气痛有功。

功　　效　强筋壮骨、祛风除湿、活血通络。

主　　治　风湿疼痛、手足痹痛、筋骨不伸、老人风气痛、筋骨无力、四肢麻木。千年健有浓厚香气，用于开胃也有良效，对老年人胃痛更为适宜。

辨　　议　千年健偏于壮筋骨，络石藤偏于通经络。千年健偏于祛风气、治风气作痛，豨莶草偏于祛湿邪。

用量用法　6~12 克，重症也可加至 30 克。

附　　方　红花、千年健、川芎、秦艽、桑寄生、川牛膝、羌活、独活、陈皮、香加皮、当归、木瓜、玉竹、生山栀等量，制成药酒，每服 30~50 毫升，每日 2~3 回。滋补肝肾，祛风湿痹痛。（《实用中医内科学》·王永炎、严世芸）

┃ 蕲　蛇 ┃

> 蕲蛇味咸甘性温，定惊止痉搜骨风。
> 痹症挛急及顽癣，成人中风可商榷。

功　　效　追风除湿、解痉定惊、疏通经络。

主　　治　风寒湿痹、骨节疼痛、筋脉挛急、半身不遂、口眼㖞斜、语言謇涩、小儿惊风、抽搐、破伤风、麻风病、疥疮顽癣。

辨　　议　乌梢蛇味甘辛，无毒，与蕲蛇效用相近。蕲蛇偏于大人中风、小儿惊痫；乌梢蛇偏于皮肤不仁、大风（麻风）疥癞。

用量用法　0.3~3克，水煎服，如炒研为末，随汤药冲服，每回0.3~0.9克，每日2~3回。

附　　方　蕲蛇肉500克，用高粱烧酒（葡萄酒尤好）作30%浸剂，每日依各人酒量分数回，食后饮服。对慢性末梢神经麻痹（如麻风、梅毒）、衰弱性疾病（如阴疽流注、痘疮倒陷不起浆）、卒中后半身不遂、慢性关节病、骨结核、神经衰弱、淋巴结核、皮肤湿疹、瘰疬、慢性化脓病，均有良效。（《现代实用中药》. 叶橘泉）

土茯苓

土苓味甘淡性平，解毒利湿淡渗宜。
通利关节疗拘挛，梅毒疔肿尿涩淋。

功　　效　清热解毒、利水渗湿、消肿止痛。

主　　治　梅毒及汞中毒所致的肢体拘挛、筋骨疼痛，以及湿热淋浊、带下病、痈肿、瘰疬、疥癣。

辨　　议　土茯苓具有清热利湿、解毒杀虫止痒的功效，用于治疗湿疹、梅毒和脚气及关节疼痛，对梅毒或因梅毒服汞剂中毒而致的肢体拘挛者，功效尤佳，为治梅毒要药；茯苓味淡性平，通常具有利水渗湿、安神宁心和健脾益气的功效，一般用于治疗小便不利和水肿、痰湿内停和大便泄泻，以及失眠健忘。

用量用法　15~60克。

附　　方　土茯苓10克，忍冬4克，防风3克，川芎2克，大黄1克，水煎服。治梅毒。（《皇汉医学》. 汤本求真）

苍 术

苍术苦温而健脾,去除恶气更稀奇。
风寒湿痹消痰水,发汗宽中燥胃司。

功 效 健脾燥湿、祛风散寒、明目除障、消胀止泻。

主 治 脾湿不运、腹胀泄泻、风寒湿痹、夜盲目障。

辨 议 苍术芳香化浊,其性燥烈,兼升阳散郁,燥湿升阳之力优于白术,而苍术健脾、补气生血之力,则不如白术。

现代研究 苍术含少量苍术酮及维生素A,具有烟熏清毒作用,能降血糖、镇静、保肝利胆、抗溃疡,以及治疗夜盲、眼角膜软化症。

用量用法 4.5~9 克。

使用注意 苍术宜炒后入药,生用令人呕吐。

附 方 神术散:苍术 60 克,川芎、白芷、羌活、藁本、细辛、甘草(炙)各 30 克,研细末,每服 12 克,加姜、葱煎。治伤风头痛无汗、鼻塞声重、风寒咳嗽、时行泄泻。(《太平惠民和剂局方》,太平惠民和剂局)

草 果

草果辛温祛湿寒,和脾健胃化痰宽。
能祛痹疬虚寒疟,积聚吞酸痞满安。

功 效 燥湿避秽、辛温祛寒、除痰截疟。

主 治 寒湿中阻、胃胀腹满、饮食积滞、寒热瘴疟。

辨 议 草果偏于燥湿祛寒,除瘴截疟;草豆蔻偏于温中调胃,止呕消胀。

用量用法 2~6 克,重症可用至 9 克。

使用注意 草果宜煨后入药,生用会引起呕吐。脾胃无寒湿者忌用。

附　　方　达原饮：槟榔 6 克，厚朴、知母、芍药、黄芩各 3 克，草果（煨）、甘草各 1.5 克，水煎，午后温服。治邪伏膜原、憎寒恶热、发无定时、胸闷呕恶、头痛烦躁、脉弦数、舌苔垢腻或白如积粉。(《温疫论》. 吴又可)

藿　香

> 藿香性温入脾经，芳香化浊吐泻灵。
> 开胃和中并祛暑，能除恶气肺寒清。

功　　效　醒脾化湿、健胃止呕、芳香化浊、祛暑解表。

主　　治　湿浊中阻、胸闷不舒、胃脘痞满、腹痛吐泻、鼻渊头痛及发表解暑等。

辨　　议　藿香辛温芳香，辛散而不峻烈，微温而不燥热，兼入脾经，故能运脾胃、调中焦、化湿浊，为治疗湿阻中焦、中气不运的常用药。香薷辛香发散、宣透外邪，常用于暑季外感风冷、内伤饮食的阴寒闭暑证，和中化湿，兼利小便，使水湿从表宣散温化。

用量用法　3~9 克。

使用注意　阴虚火旺者忌用。

附　　方　藿香正气散: 藿香 15 克，紫苏叶 10 克，茅术 8 克，甘草 3 克，陈皮、半夏、白芷、生姜各 5 克，大枣 4 枚，厚朴 3 克，腹皮、茯苓各 6 克，水煎至 200 毫升，每日 3 回分服。治外感风寒、内伤饮食、增寒发热、头痛、身痛、胸闷、呕吐、泄泻。(《太平惠民和剂局方》. 太平惠民和剂局)

佩 兰

佩兰味辛且性平，芳香化浊祛暑邪。
化湿醒脾脘痞闷，厌食恶心不用疑。

功　　效　芳香化湿、祛湿避秽、醒脾开胃。

主　　治　湿浊中阻、胃脘痞闷、口腻乏味、恶心呕吐、纳呆身倦。

辨　　议　佩兰与藿香均可治疗受暑湿之邪而致湿阻中焦、脘腹胀满、神疲乏力、大便溏薄、不思饮食。佩兰性平偏凉，药性平和，治疗秽浊中阻、口甜、口腻；藿香微温，化湿力强，且能止呕，发表之力大于佩兰治暑湿感冒效果较好。

用量用法　3~9克。

附　　方　佩兰叶、当归各10克，黄连8克，水煎至200毫升，每日3回分服。治伤寒下利。（范汪方）

桑寄生

寄生必定寄于桑，助骨坚筋固牙康。
益血止漏兼崩带，安胎下乳湿风餐。

功　　效　滋补肝肾、强筋健骨、祛风除湿、安胎止漏、调经止崩。

主　　治　风湿痹痛、腰膝酸软、关节疼痛、胎动胎漏、崩证及高血压。

辨　　议　桑寄生与香加皮均味苦，均具祛风除湿、补肾益肝之功效，均可治肝肾亏损之风湿痹痛、筋骨痿弱及腰痛之证。桑寄生为补肾、养血、安胎之要药，常用于腰痛、胎动不安，亦可用于痹证、痿证、妇人血虚、月经不调、胎漏、眩晕；香加皮能补正，亦能祛邪，不留邪，不伤正，常用于腰痛、痹证，虚劳，也用于脚气、水肿、鹤头风、血风劳、小儿行迟等。

现代研究　桑寄生有降压、增加冠脉血流量、改善心肌收缩力作用，还能利尿、抗病原微生物，尚能抑制乙肝病毒。

用量用法 9~15克。

附　方 独活寄生汤：独活、桑寄生、秦艽、防风、细辛、当归（酒洗）、芍药（酒洗）、川芎（酒洗）、熟地黄、杜仲（姜汁炒）、牛膝、人参、茯苓、甘草、桂心各等分，上为锉散，每服12克，水煎服。治肝肾虚热、风湿内攻、腰膝作痛、冷痹无力、屈伸不便。(《千金要方》.孙思邈)

地肤子

地肤子苦性寒凉，能疗冷气尽皆昌。
益气强阴通小便，皮肤瘙痒洗疮良。

功　效 清热利湿、祛风止痒、利尿通淋。

主　治 皮肤瘙痒、小便频数、淋漓急痛、妇人带下、阴部发痒。

辨　议 地肤子祛风、利湿、止痒效果较好，苦参清热之力较强。

现代研究 地肤子对兰氏黄癣菌、奥杜盎小孢子菌等有一定抑制作用。

用量用法 6~9克。外用可至30克。

附　方 地肤子、桑白皮各10克，浮萍8克，木贼6克，水煎，每日3回分服。治皮肤性肾炎、水肿。(《现代实用中药》.叶橘泉)

白鲜皮

鲜皮味苦且性寒，入胃兼脾湿热干。
利窍通关行水道，阴中肿痛女科看。

功　效 祛湿热、利关节。

主　治　湿热疮疹、阴囊湿疹、疥癣风疹、关节肿痛、湿热黄疸、妇人阴中湿痒、赤白带下、小便淋漓。

辨　议　白鲜皮既清热燥湿，又祛风通痹，既治风湿热痹，又能通利关节；苦参苦寒沉降，功能清热燥湿、杀虫止痒，用于治湿热蕴结肠胃、腹痛泄泻、下利脓血，以及妇人带下色黄、阴肿阴痒、风疹、疥癣、黄疸、小便不利。

现代研究　白鲜皮对多种皮肤真菌有不同程度的抑制作用，其渗出液有解热作用。

用量用法　3~9 克，重症可用至 15~24 克，甚至 30 克。

使用注意　下部虚寒者不宜用。

附　方　白鲜皮 5 克，金银花 4 克，甘草 3 克，水煎，每日 2~3 回分服。治黄疸、淋病、关节炎等。（《现代实用中药》，叶橘泉）

伸筋草

伸筋草味苦辛平，祛风痹痛舒络通。
筋脉拘急难屈伸，顾名思义主伸筋。

功　效　舒筋活络、祛风散寒。

主　治　风寒湿痹、关节屈伸不利、筋脉拘急不伸。

辨　议　伸筋草偏于舒筋活血，络石藤偏于通经活络。

用量用法　9~15 克，重症可用至 30 克。

附　方　伸筋草汤：伸筋草、老鹳草、牛膝、香加皮、防己、威灵仙、桑枝，水煎服。治风湿性关节炎，关节酸痛，手足麻木。（《本草拾遗》，陈藏器）

大豆黄卷

大豆黄卷性甘平，温热初起最合宜。
胸膈痞闷小便少，骨节烦疼热痹灵。

功　效　清解表邪、分消湿热。

主　治　暑湿感冒、湿热初起、胸中痞满、水肿胀满、小便不利、关节烦疼。

辨　议　大豆黄卷味甘性平，归经于胃，具有解表祛暑、清热利湿之功效，适用于暑湿、湿温初起、湿热下注及脾虚湿盛成毒；淡豆豉味辛微苦，兼入肺经，具有除烦宣发郁热之功效。清热利湿多用制大豆黄卷；解表祛暑多用清水豆卷。

用量用法　9~15克。

附　方　大豆卷散：大豆黄卷、贯众、板蓝根、甘草（炙）各等分，用粟米泔水煎服。治误服热药而发热者。（《育婴秘诀》·万全）

草　乌

草乌味苦善祛痰，搜风胜湿去烦安。
毒性还能攻毒用，顽疮不已对君谈。

功　效　搜风胜湿、除寒散痹、破积散结。

主　治　中风瘫痪、风寒湿痹、关节疼痛、开顽痰，治顽疮难愈的偏正头痛、头风。

辨　议　非四川栽培的、野生的和其他地区产的均称"草乌头"或"草乌"。

现代研究　川草乌均含乌头碱，有一定的抗癌作用。

用量用法　0.6~3克，重症可稍多。

使用注意　生草乌有毒。凡非虚寒证、寒湿证者忌用，热厥入咽即毙，孕妇忌用。

附　　方　乌头桂枝酒：乌头、桂枝、甘草各1克，芍药2克，大枣4克，黄酒100毫升，浸3日，去渣，滤取药酒60毫升，每日数回，频频饮之。治慢性关节疼痛。（*仲景方*）

丝瓜络

味甘性凉丝瓜络，清热凉血通经络。
胸胁攻窜腰闪痛，崩漏便血湿痹宜。

功　　效　清热凉血、理气通络。

主　　治　风湿痹证、关节疼痛、胸肋窜痛、闪腰岔气疼痛、妇人崩漏、大便痔血。

辨　　议　丝瓜络与桑枝药力平和，都能去风湿、通经络，治疗痹证拘急虽不论寒热皆宜，但只为辅助用药。丝瓜络行气化痰、解毒散结，用于治疗肝郁胸胁痛、咳嗽痰多胸痛、胸痹、乳痈肿痛；桑枝利水消肿，常治水肿、脚气水肿、手臂麻木。

用量用法　6~12克。

附　　方　老丝瓜络制成黑烧，与棕榈黑烧等分，并研细，每服2克，每日3回，温水送服。治内痔出血、直肠出血、异常子宫出血等。（*《现代实用中药》.叶橘泉*）

石楠叶

石楠味苦辛性平，用治阴衰补肾精。
外达皮毛筋骨利，能疗脚弱痹风行。

功　　效　祛风补肾、通经活络。

主　治　祛风湿骨痛、腰酸背痛、阳痿遗精。石楠叶为强壮剂，又为利水药，有镇痛解热作用，用作强壮兴奋之目的而治贫血性头痛、眩晕、足膝软弱无力、筋骨酸痛、阳痿、滑精、女子腰冷、不孕、月经不调。

用量用法　3~9 克，可作酒剂。

使用注意　阴虚火旺者禁用。孕妇忌用。内服过量会中毒。

附　方　石楠叶 10 克，川芎 4 克，白芷、天麻各 5 克，女贞子 6 克，水煎，每日 3 回分服。治女子神经性偏头痛。（《现代实用中药》．叶橘泉）

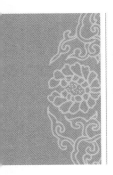

利水药

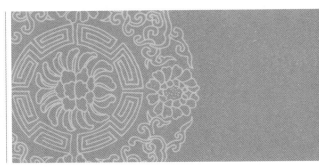

| 猪 苓 | 猪苓利水入膀胱,淡渗利湿小便通。
消肿止泻退黄疸,淋浊带下效验专。 |

功　　效　利水渗湿。

主　　治　各种水肿、小便不利、大便溏泄、黄疸淋浊、妇人带下。

辨　　议　猪苓专主利水;车前子利水而不伤阴,兼能清热。

用量用法　6~12克,特殊情况可用20~30克。

使用注意　阴虚目昏、无湿热的渴者皆忌用。

附　　方　猪苓汤:猪苓、泽泻、阿胶(烊化)、滑石各9克,水煎服。
治心烦不得眠、渴欲饮水、小便不利、咳嗽而呕、下利、舌质红、
苔薄黄、脉细数。(仲景方)

| 茯 苓 | 茯苓渗湿补心脾,入肺清凉退热宜。
利水消痰兼定魂,安胎呕哕止精遗。 |

功　　效　利水除湿、宁心安神、益脾止泻。

主　治　水肿少尿、心神不宁、失眠健忘、眩晕惊悸、痰饮咳嗽、脾虚泄泻、安胎止呕。

辨　议　茯苓淡渗利湿、益脾宁心，多用于补益剂；猪苓利水之力大于茯苓，但无补益之性，多用于祛邪，不用于补正；赤茯苓偏于清热利湿；茯神偏于安神。茯神木偏于舒筋止挛，茯苓皮偏于利水消肿。

用量用法　9~12克，茯苓皮15~30克，茯神木15~30克。

使用注意　阴虚津液枯乏者不宜用。滑精者亦须慎用。

附　方　茯苓桂枝甘草大枣汤：茯苓2.5克，桂枝9克，甘草6克，大枣7枚，水煎至200毫升，每日3回分服。治心悸、水肿、脐下悸、欲作奔肠者。（仲景方）

泽　泻

泽泻甘寒入肾经，膀胱水湿火邪形。
通淋消渴除目眩，尿血遗精湿热停。

功　效　泻肝肾二经之火，通膀胱三焦之水。

主　治　水肿胀满、小便不利、湿热淋浊、大便泄泻、痰饮眩晕、肾虚遗精。泽泻为治肾、膀胱或肝有邪火湿热时的首选药物。

辨　议　泽泻利尿消水，适用于消水臌胀之腹水；泽兰行血消水，适用于消血臌胀之腹水。

现代研究　泽泻有抑制脂肪的作用。

用量用法　6~9克，病情需要可用至15~18或30克，阴虚无湿热及肾虚目昏者忌用。

附　方　茯苓泽泻汤：泽泻、茯苓各6克，白术4克，甘草、桂枝各2克，水煎至200毫升，每日3回分服。治水肿。（仲景方）

车前子

车前泻火甘微寒，消肿止泻利便难。
赤痢湿淋祛翳目，清热凉血又和肝。

功　　效　利水清热、通淋凉血、明目止泻。

主　　治　利水消肿、小便淋漓涩痛、目赤肿痛、大便泄泻、尿血、吐血、衄血。

辨　　议　车前子利下清热，明目止泻；车前草利湿清热兼能凉血止血，治尿血、吐血、衄血。车前子与滑石均能利水，车前子兼能益肝肾明目，滑石兼能祛暑。

现代研究　车前子有显著的利尿作用，也有一定降压作用。

用量用法　3～9克，特殊可用至15～30克。

使用注意　车前子入汤煎时，因含有大量黏液质，宜纱布包之入煎。

附　　方　八正散：车前子、木通、萹蓄、瞿麦、滑石、栀子仁、甘草梢、大黄（面裹，煨，去面，切，焙）各500克。上药为散。每服6～10克，灯心草煎汤送服；后加灯心草，水煎服，用量根据病情酌定。治湿热下注、咽干口渴、少腹急满、小便不通、淋痛尿血、因热为肿。（《太平惠民和剂局方》，太平惠民和剂局）

薏苡仁

薏仁微寒排脓痈，扶脾抑木又舒筋。
筋挛脚气风湿痹，肺肠脓疡扁疣功。

功　　效　利湿、健脾、排脓、舒筋。

主　　治　水肿脚气、脾虚泄泻、湿痹疼痛、脚软转筋、肠痈肺痈、扁平疣。

辨　议　薏苡仁与木瓜均能舒筋。薏苡仁偏于治湿热所致筋急拘挛，肢体难伸；木瓜偏于治寒湿所致筋脉拘急和脚肚转筋。

用量用法　10~20克，病重者须常用（30~60克），久服。

使用注意　滑精及小便多者不宜用。孕妇忌用。

滑　石

滑石甘寒利水功，膀胱湿热下行通。
清金降火除烦渴，中暑淋疮利窍功。

功　效　利水祛湿、通淋滑窍、清暑止渴。

主　治　热淋、砂淋、血淋之尿痛，暑湿泄泻，烦渴。

辨　议　滑石与冬葵子均能利尿滑窍。滑石兼能清暑热，冬葵子兼通乳汁。滑石除膀胱湿热而利小便，通草引肺热下行而利小便，木通导心火下行而利小便。

用量用法　9~30克。滑石粉外用润皮肤，清热祛湿，用于痱子湿疹。

附　方　六一散：滑石6份，甘草1份，研细粉，混合，每日3回，餐前温水送服。治中暑、口渴、水泻、小便赤痛、不利等。（《伤寒标本心法类萃》．刘完素）

防　己

防己苦寒善利水，痈疮水肿用当先。
疗风脚气诸痰嗽，湿热下焦血分奸。

功　效　利水祛风、通行经络、泻下焦血分湿热。

主　治　风湿痹症、关节疼痛、脚气水肿、小便不利、湿疹疮毒、支饮痰嗽。

辨　议　防己有汉防己、木防己两种，作用大致相同，临床一般习惯用汉防己，如需选木防己要注明。防己苦寒泻血分之湿热；通草甘淡祛气分之湿热。防己苦寒利水兼能通络泻热，善治水肿、脚气；木瓜酸温，化湿兼能舒筋活络，善治筋挛、足痿。

现代研究　木防己有治疗各种神经痛的作用，可用于肋间神经痛、结核胸痛、各种肌肉痛、肩凝、闷挫、胃痛、月经痛等。汉防己量小可使尿量增加，大剂量反使尿量减少。

用量用法　3~9克，防己大苦大寒，不宜量大。

使用注意　防己善行，阴虚及无湿热实邪者忌用。热在气分者也不宜用。

附　方　木防己汤：木防己6克，石膏16克，桂枝4克，人参8克，每日3回分服。治水肿，肾炎。（《金匮要略》．张仲景）

木　通

木通泻火入心包，下达膀胱导水交。
利窍通关音失哑，除痰退热目眩哮。

功　效　利水通淋、导热下行、通经下乳。

主　治　心火炽盛、心烦不寐、咽喉赤痛、口舌生疮、乳汁不通、小便不利、热淋血淋、关节不利、筋骨疼痛、心衰喘促。

辨　议　木通与泽泻都为利尿祛湿药，木通偏于泻利心与小肠经之湿热，但泽泻偏于泻利肝肾经之湿热。木通与其他利尿药不同，不但利小便，而且通大便。木通有关木通和川木通2种。

现代研究　木通有显著的利尿、强心作用，用于治疗心衰导致的水肿喘促，关木通超剂量、长期服用对肾功能有损害，要注意。

用量用法　3~9克。

使用注意 内无湿热、滑精、气弱者及孕妇忌用。

附　　方 导赤散：生地黄、木通、甘草梢各等分，淡竹叶适量，水煎至 200 毫升，每日 3 回分服。治小肠有火、尿赤淋痛、面赤狂躁、口糜舌疮、牙痛口渴。（《小儿药证直诀》．钱乙）

通 草

> 通草味甘性微寒，利水通淋涩痛难。
> 泻肺热兼升胃气，质轻下乳退热平。

功　　效 利小便、下乳汁、泻肺热、舒胃气。

主　　治 湿热尿赤、淋涩疼痛、乳汁不下、大腹水肿。

辨　　议 通草泻肺热助气下降而利水，其性降中兼升，使胃气上达而下乳汁；木通降心火为引热下行，而利水，其性降中兼通血脉、通大便、通利关节。通草降肺气，渗湿清热而利水；灯心草清心，引热下行而利水。

用量用法 3~9 克，但下乳汁方中，可用至 15~18 克或 30 克。

使用注意 孕妇忌用。

附　　方 三仁汤：苦杏仁、半夏各 15 克，滑石（飞）、生薏苡仁各 18 克，白蔻仁、白通草、竹叶、厚朴各 6 克，水煎，每日 3 回分服。治湿温病、头痛恶寒、身重疼痛、苔白不渴、脉弦细而濡、面色淡黄、胸闷不饥、午后身热、状若阴虚、病难速已。（《温病条辨》．吴鞠通）

灯心草

灯心微寒利小肠，清金退热入心凉。
喉疼止血烧灰用，水肿诸淋夜啼良。

功　　效　导赤清心、通利小便。

主　　治　心烦失眠、口舌生疮、咽喉肿痛、小便少赤、淋漓涩痛、小儿夜啼。

辨　　议　灯心草清心热，引热下行而利水，对口舌苔生疮、心火偏盛、烦躁失眠、小儿夜啼有良好治疗效果；通草降肺气，渗湿清热而利水。

用量用法　3~6克。

附　　方　灯心草（切寸长者2~3束，每束约1克）2克，煎汤代茶常服。治失眠心烦。（*经验方*）

金钱草

金钱草甘苦性凉，肝胆湿热尿痛难。
痈疽疔肿黄疸治，剂量加大效更良。

功　　效　利水排石、消肿退黄。

主　　治　各种结石、湿热黄疸、疔疮疖肿。

辨　　议　金钱草与虎杖均能利胆退黄、清热解毒、消肿。金钱草兼有较强的利尿通淋、排石作用，常用于石淋、热淋；虎杖活血化瘀，能治疗血瘀经闭、痛经、跌打损伤、癥瘕，还能去痰、通便。

用量用法　30克，单味可用到60~90克。

附　　方　排石煎散（1号方）：金钱草、车前子、泽泻、滑石、冬葵子、王不留行、枳壳、莱菔子、怀牛膝、石韦，水煎服。治疗泌尿系统结石。（*中医研究院广安门医院方*）

瞿 麦

瞿麦苦寒利小肠，膀胱邪热治淋伤。
活血祛瘀消腹水，利窍通经善下强。

功　　效　清心热、利小肠、破血通经。

主　　治　热淋、血淋、砂淋、利尿、妇人经闭、经血紫黑、血块。

辨　　议　瞿麦以清心、小肠、膀胱湿热为主，偏入血分，多用血淋；萹蓄以清利膀胱湿热为主，兼治黄疸、湿疹；石韦以清肺与膀胱湿热为主，偏入气分，多治湿热淋。

现代研究　瞿麦治疗血吸虫病腹水有效。用瞿麦穗比茎部效果好。

用量用法　4.5~10克。

使用注意　孕妇不宜用。

附　　方　瓜蒌瞿麦丸：瓜蒌根、附子（炮）各6克，茯苓、淮山药9克，瞿麦3克，研末，炼蜜丸，梧桐子大，饮服3丸，每日3回分服，不治，增至7~8丸，以小便利、腹中温和为宜。治水气停留、小便不利、口渴。（《金匮要略》，张仲景）

萹 蓄

萹蓄微寒善杀虫，浸淫痔疥阳黄灵。
能通小便诸淋证，阴痒蛔虫蚀下宁。

功　　效　利尿通淋、杀虫止痒。

主　　治　热淋、小便不利、湿热黄疸、湿疹肤痒、带下阴痒、蛔虫腹痛。

辨　　议　萹蓄与石韦均能清利小便，治疗淋证。萹蓄清利下焦膀胱湿热的作用较强，兼能杀虫止痒治疮；石韦利尿通淋的作用较大，兼能止咳。

现代研究　萹蓄对金黄色葡萄球菌、痢疾杆菌、铜绿假单胞菌、伤寒杆菌及皮肤真菌有抑制作用。

用量用法　6~15克。

附　　方　萹蓄12克，车前子8克，木通5，滑石10克。水煎至200毫升，每日3回分服。治膀胱及尿道炎、淋病。（《现代实用中药》．叶橘泉）

石　韦

石韦味苦甘性寒，清肺滋源化火干。
利水膀胱祛湿热，崩淋喘咳补劳丹。

功　　效　利尿通淋、凉血止血、清肺止咳。

主　　治　小便癃闭、热淋、石淋、血淋、吐血衄血、尿血崩漏、肺热咳喘。

辨　　议　石韦与海金沙均清利膀胱湿热而治淋。石韦偏于入气分，多用于湿热淋；海金沙偏于入血分，多用于砂淋。

现代研究　石韦对因化疗或放疗所致的白细胞下降有使白细胞升高的作用。

用量用法　6~9克，特殊情况可用至15~30克。

附　　方　石韦10克，蒲黄5克，滑石、车前草各8克，木通4克，水煎，每日3回分服。治尿道炎、膀胱炎、尿血血淋。（《现代实用中药》．叶橘泉）

冬葵子

冬葵味甘性寒凉，利窍通荣卫滑肠。
水肿能消滋气脉，行津生液利便良。

功　　效　利水、滑肠、通乳。

主　　治　小便淋通、尿频尿少、大便燥结、乳汁不通。

辨　　议　冬葵子滑利达窍而通淋，兼能滑肠通便；车前子清利湿热而通淋，兼能利湿止泻。冬葵子滑利除滞而通乳，王不留行通行血脉而下乳。

用量用法　6~9克，特殊可用至15~30克。

使用注意　孕妇及无实邪者不宜用。

附　　方　冬葵子、牛膝各30克，水600毫升，煎至200毫升，每日2~3回分服。治胎盘残留、胎衣不下。(《现代实用中药》，叶橘泉）

海金沙

海金沙味淡甘寒，湿热膀胱血分看。
胀满诸淋疼痛证，太阳专药用平安。

功　　效　清热利湿、通淋止痛。

主　　治　各种淋病、尿频、尿痛。

辨　　议　海金沙多用于治石淋，瞿麦多用治血淋，萆薢多用于治膏淋。

用量用法　3~9克，单用也可用至15~30克。

使用注意　体虚尿频、无湿热者忌用。

附　　方　海金沙(纱布袋盛之)9克，生甘草5克，水煎至200毫升，每日3回分服。治急性尿道炎、小便淋通。(《现代实用中药》，叶橘泉）

萆薢

萆薢苦平补下焦，分清祛浊益肝超。
风寒湿痹兼腰痛，膀胱膏淋缩水消。

功　效　祛风利湿、强骨治痹。

主　治　风寒湿痹、腰膝酸痛、小便不利、淋浊遗精。

辨　议　萆薢与土茯苓均味淡性平，具有祛风利湿除浊、通利关节除痹的作用，治疮毒、筋骨不利、各种淋证。萆薢具有除湿、分清降浊的作用，尤其用于湿盛的膏淋带下、外痈疮毒，以及风湿所致的腰膝痹痛及膏淋等；土茯苓为梅毒、疮毒要药，以及治疗因汞剂中毒所致的筋骨拘挛。

现代研究　萆薢能显著降低动脉粥样硬化斑块发生率，具有抗真菌感染、抗骨质疏松、抗痛风、抗心肌缺血、抗肿瘤、祛湿、解毒、降酶等作用，近年也应用于乙肝的治疗。

用量用法　6~9克，特殊可用至9~15克。

使用注意　阴虚精亏、遗精滑精者忌用。不宜与大黄、醋同食。

附　方　萆薢分清饮：萆薢6克，黄柏（炒）、石菖蒲各1.5克，茯苓3克，莲子心2克，丹参、车前子各4.5克，水煎服。小便白浊、频数涩痛、浮油如脂。（《医学心悟》．程国彭）

椒　目

椒目味辛苦性寒，入肾行水利膀胱。
去水消肿除支饮，胸水喘满疗效灵。

功　效　利水消肿、豁痰平喘。

主　治　水肿胀满、痰饮喘息、不能平卧。

辨　　议　椒目是成熟的种子，味苦，性寒，有行水、平喘的功效；花椒是成熟的果皮，味辛，性热，有温中、止痛、杀虫的功效。

用量用法　1.5~9克。

附　　方　己椒苈黄丸：防己、椒目、葶苈（炒）、大黄各9克，研末，蜜丸如梧桐子大，先食饮服1丸，每日3回分服，稍增。治少腹胀满、口干舌燥，以及肠中留饮所致水肿。（《金匮要略》·张仲景）

赤小豆

赤豆苦温利水宜，排脓散血下胎衣。
疽疮肿毒皆能解，泻痢兼疗脚气奇。

功　　效　利水消肿、解毒排脓。

主　　治　水肿胀满、脚气水肿、风热湿痹、湿热黄疸、小便短赤、痈肿疮毒、肠痈腹痛。

辨　　议　赤小豆与玉米须均能利水消肿、利湿退黄，治水肿、小便不利及黄疸。赤小豆偏于治疗肾水虚弱、气化不利之水肿，特别是腰以下水肿甚者；玉米须偏于治疗水湿内停之水肿及膀胱湿热之小便短赤涩痛。

用量用法　9~30克。外用适量，研末调敷，治痄腮。

附　　方　麻黄连翘赤小豆汤：麻黄、生姜、甘草（炙）各6克，连翘、苦杏仁、生梓白皮各9克，赤小豆15克，大枣7枚，水煎服。治伤寒瘀热在里、身目俱黄、小便短少、无汗肤痒、急性肾炎、水肿。（仲景方）

泽 漆

泽漆味甘淡性寒，退热祛虫止嗽宽。
面目四肢水肿胀，皮肤大热去痰安。

功　　效　利水消肿、化痰散结、杀虫攻毒。

主　　治　四肢水肿、面目胀满、痰饮喘咳、瘰疬结核、疥疮梅疮。

辨　　议　泽漆与香加皮均能利尿消肿，治疗水肿、小便不利。泽漆适宜大腹水肿、四肢面目水肿，兼能化痰止咳平喘，还能解毒散结，治疗瘰疬、痰核、癣疮；香加皮还能治风湿阻络的关节拘挛疼痛，有补肝肾、强筋骨的作用，可治疗筋骨软弱无力。

现代研究　泽漆对肺结核及结核引起的一些疾病均有很好的控制作用，可以治疗疥疮、梅疮等皮肤病。

用量用法　3~9克。

使用注意　泽漆有毒，需控制剂量，不宜久用。气血虚、脾胃虚寒者及孕妇、儿童忌用。不宜与薯同食。

附　　方　鲜泽漆2130克，鲜芫花根5330克，二药切碎，入锅熬烂，用纱布滤去渣，熬浓，再用降香180克，蓖麻子、孩儿茶、生杏仁各60克，铜绿30克，麻油1060毫升，先将麻油入锅令热，再入降香、蓖麻子、孩儿茶、铜绿、生杏仁、煤枯、过布淋，入锅将芫花根、泽漆汁共合一锅，再入松香120克，熬至成膏为度。贴瘰疬，不论已破未破，均效。（《药物图考》．杨华亭）

茵 陈

茵陈味苦辛微寒，湿热脾经发汗宽。
瘴疟头眩黄疸共，伤寒湿证发黄丹。

功　　效　清热利湿、消退黄疸。

主　治　湿热黄疸、胸闷头眩、干呕胁痛，以及湿温、暑湿所致的往来寒热、湿疹痒疮。

辨　议　茵陈与金钱草均有利胆退黄作用。茵陈味苦微寒，专清肝胆湿热而退黄疸，是治疗黄疸要药，无论阳黄、阴黄均可应用；金钱草甘淡微寒，既能治肝胆湿热黄疸，又能利尿通淋，是排石的要药。

现代研究　茵陈有利胆的效能并有抑菌作用，退黄效果明显。

用量用法　9~15 克，病重者可用至 25~30 克，个别情况可用至 60 克左右。

附　方　茵陈蒿汤：茵陈蒿 18 克，生栀子 8 克，生大黄 6 克，水煎至 200 毫升，每日 3 回冷服。治黄疸。（**仲景方**）

| 乌　豆 |

乌豆苦良补肾经，宁心养目益阴荣。
功专活血祛风热，产后痉病消肿灵。

功　效　利水消肿、祛风解毒。

主　治　水肿胀满、脚气水肿、湿热黄疸、痹证筋挛、产后病痉、痈疽疮毒、药物中毒。

辨　议　乌豆补肾镇心、明目下气、利水、除热、祛风、活血解毒；扁豆调脾和胃、降浊升清、清暑除湿、止浊止泻。

用量用法　30~50 克，或入丸、散剂。外用痈疮疗毒。

附　方　归掌地黄丸：归掌（归身）、生地黄、熟地黄、枸杞子、天冬、麦冬、乌豆（酒煨）、何首乌各 60 克，淮山药、茯苓、黄芪（炙）、白术各 30 克，石决明（童便浸后煅）、决明子、密蒙花、甘菊花（去蒂）、木贼（去节）、谷精草（取花）、牡丹皮、川芎各 15 克。上药为丸，每服 9 克，淡盐汤送下。治内障昏花，瞳神散大，或缩小不明、青盲黑暗、虚翳遮睛及血少阴虚而微热者。(《卫生鸿宝》．祝补斋)

冬瓜皮

（附冬瓜子）
瓜皮利尿消肿安，瓜子味甘性微寒。
肺痈肠痈大便结，排脓利湿清肺痰。

功　效　冬瓜皮利水消肿。冬瓜子排脓利湿、降痰清肺、润燥导滞。
主　治　肺痈（肺脓肿）、肠痈（阑尾炎）、痰热咳嗽、大便干燥。冬瓜皮主治各种水肿。
辨　议　冬瓜子与薏苡仁均有利湿、排脓的功效。冬瓜子有降痰清肺、润燥导滞的作用，用于治疗肺痈、肠痈、肺热痰多的咳嗽和大便干燥；薏苡仁还有健脾、舒筋的作用，能治疗脚气、脾虚泄泻，利关节，缓痹痛。
用量用法　冬瓜子 9~15 克。冬瓜皮 15~30 克，重者可用至 30 克。
附　方　千金苇茎汤：苇茎 50 克，生薏仁 15 克，冬瓜子 20 克，桃仁（去尖、皮，双仁者）50 枚。治肺痈。(《千金要方》．孙思邈)

芭蕉根

芭蕉根味甘性寒，泻热除烦忧闷宽。
火性癫狂消渴止，天行实热用平安。

功　效　清热解毒、利尿消肿、降糖降压。
主　治　目赤、咽喉肿痛、口腔溃疡、心烦气躁、癫狂口渴、痈疖疮疡、毒蛇咬伤、尿频痛急、牙齿肿痛、降血糖、降血压。

辨　议　芭蕉根与白茅根均能清热利尿、凉血止血。芭蕉根兼能清热解毒，泻火除烦解渴，治疗癫狂口渴、牙齿肿痛，外用治疗疔疮肿毒；白茅根能清血中伏热，主利尿止血，治衄血、咯血、吐血等诸出血证，尤其尿血。

现代研究　芭蕉根含有类胰岛素样作用，对控制血糖有帮助，还对高血压有同样的辅助作用。

用量用法　15~30 克，鲜品 30~60 克。

使用注意　阳虚脾弱者不宜用。不宜与芋头、红薯同食。

附　方　芭蕉根捣烂，涂患部。治热疖肿毒。（*经验方*）

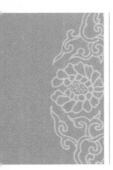

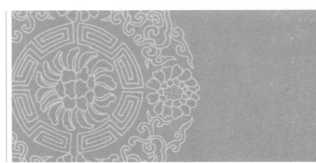

泻逐药

大 黄

大黄味苦且性寒，荡涤胸肠燥结难。
实热诸痛通积聚，伤寒瘴疟火邪平。

功　　效　通便泻火、消痈散肿、清热燥湿、活血通经。

主　　治　阳明腑实、大便不通、痢疾初起、肠痈腹痛、伤食腹痛、湿热黄疸、项背痈肿、血瘀闭经、汤火烧伤。

辨　　议　大黄泻下，主要推荡肠胃积滞、热结；牵牛子泻下，有小毒，主要攻逐腹部积水。大黄与巴豆均为峻泻药。大黄性寒，巴豆性热。大黄和芒硝同用，泻下增强且快速。

用量用法　1.5~9克，有时可用至12~15克。大黄生用（后下）泻下峻烈；酒炒（或酒浸、酒洗）驱热下行；蒸熟泄力缓和；炒炭消滞止血。

附　　方　大承气汤：大黄12克，厚朴、枳实、芒硝各15克，先煎枳实、厚朴，后下大黄，以药汁冲化芒硝，水煎，顿服。治阳明病，腑实重证，痞满躁实坚俱全。（**仲景方**）

芒 硝

芒硝苦咸性软坚，荡涤三焦胃实解。
积聚停痰通湿热，推陈又有致新研。

功　　效　泻热通便、润燥软坚、消肿散痛、化石破积。

主　　治　阳明腑实、大便不通、积结腹痛、乳痈肠痈、痔瘘肿痛。

辨　　议　芒硝苦咸性寒，为"含水硫酸钠"。内服能令肠腺之分泌增加，并保持肠内之液体而不使吸收，且半数在肠中自动分解而成"硫化水素"，故适用于干燥性便秘、慢性消化不良。若合大黄，泻下更强。外洗用于目赤，痔疮；配冰片，硼砂为细末，疗口疮，咽喉肿痛等。

用量用法　3~6 克。

使用注意　无热邪结滞及老人、体衰者忌用。

附　　方　调胃承气汤：大黄、芒硝各 9 克，甘草（炙）6 克，大黄、甘草先煎，芒硝后下或药汁冲化芒硝。治阳明病、不恶寒反恶热、口渴便秘、谵语腹满、中焦燥实。*（仲景方）*

玄明粉

玄明粉性缓而和，荡涤肠中宿垢疴。
润燥除痰消结滞，虚寒胃冷勿奔波。

功　　效　泻下。

主　　治　大便干结、血瘀闭经、癥瘕积块、目赤、痔疮。

辨　　议　玄明粉是用芒硝与莱菔同煎，过滤，冷却后析出结晶，结晶经过风化而成的白色粉末，也叫"元明粉"或"风化芒硝"。大致功效与芒硝相同，但作用缓和，多用于热较轻体较弱者。

用量用法　3~9 克。

附　方　指迷茯苓丸：半夏60克，茯苓30克，枳壳15克，芒硝9克，研末，姜汁为丸，每次服6克。治两臂疼痛、四肢水肿、咳嗽痰多、胸脘满闷、产后发喘等。（《证治准绳》. 王肯堂）

番泻叶

泻叶甘苦性寒凉，适量消积又缓肠。
大剂反能恶心呕，哺乳经期痔疮忌。

功　效　泻火通便、利水消肿、行滞消胀。

主　治　热结气滞、大便不通、腹痛胀满、全身水肿。

用量用法　3~7克，水泡或入汤服用。

使用注意　番泻叶的乳汁可致小儿泻肚，并能使下部充血，故授乳妇忌用，妇女月经，孕妇及有痔疮者都不适用。

附　方　番泻叶、陈皮、生姜各3克，生大黄、丁香各2克，黄连1.5克，沸水100毫升，温浸2小时，去渣，每日3回分服。治胃弱消化不良、便秘腹膜胀、胸闷等。（《现代实用中药》. 叶橘泉）

芦荟

芦荟苦寒泻热清，凉肝养目镇心惊。
通经便结祛虫疳，脾胃虚寒切勿施。

功　效　泻火通便、杀虫消疳、明目定惊。

主　治　大便秘结、肝火上犯、头痛目赤、小儿惊痫、疳积。

辨　议　芦荟长于清泻肝火，适宜肝经火盛之便秘溲赤、烦躁易怒、头晕头痛、惊痫抽搐，还能杀虫消积，治虫积腹痛，面萎形瘦的小儿疳积；番泻叶长于泻下导滞、清泻实热，善治热结便秘，还能泻下行水消胀，可用于腹水肿胀。

用量用法 0.3~1.5克，装胶囊服用。

使用注意 芦荟有破血作用，孕妇忌用。

附　方 当归龙荟丸：当归（酒洗）、龙肝草（酒洗）、栀子（炒黑）、黄连（炒）、黄柏（炒）、黄芩（炒）各9克，大黄（酒浸）、青黛（水飞）、芦荟各4.5克，木香3克，麝香0.15克，制蜜丸，姜汤送服。治一切肝胆之火。（《宣明论方》．刘完素）

巴　豆

巴豆生狂热缓强，通肠痞积破寒痰。
祛虫水肿疗疮毒，脏腑沉寒冷滞伤。

功　效 通腑下积、逐水消肿、豁痰利咽。

主　治 寒结便秘、积滞、喉风、喉痹、大腹水肿。外用于恶疮、疥癣、疣痣等。

辨　议 巴豆与大黄均属泻下药，且泻下峻烈。巴豆性味辛热，有峻下冷积、逐水退肿、祛痰利咽、蚀疮杀虫之功；大黄性苦寒，既沉降又泄热，适宜热结便秘。巴豆霜少量即可致泻，并有消痞化积的作用，所以小儿科的丸散中常用之。

用量用法 多用巴豆霜（巴豆经过制作而去油者）0.06~0.25克，入丸、散剂。

使用注意 巴豆有毒。如服后泻肚不止，服冷稀粥或冷开水可缓解，不宜喝热的。

附　方 紫圆：巴豆霜、赤石脂、代赭石各4克，苦杏仁8克，共研细末，蜜丸，如粟粒大，每回0.2克，小儿依年龄适减。治小儿吐乳发热、消化不良，成人便秘。（《千金要方》．孙思邈）

火麻仁

麻仁滑利胃兼脾，润燥阳明热病宜。
止痒通淋兼疥癣，血虚老者合其时。

功　　效　滑肠通便、润燥生津。

主　　治　血虚津亏、肠燥便秘、尿淋、疥疮瘙痒。

辨　　议　火麻仁缓脾生津，增液润肠而通便；黑芝麻偏于滋补肝肾，养血益精而润燥。

用量用法　9~15克，燥结重者20~30克。

附　　方　麻仁丸：火麻仁15克，芍药、枳实、大黄、厚朴、苦杏仁各9克，水煎服。治大便秘结、腹微满不痛、小便数。（仲景方）

郁李仁

郁李仁甘善入脾，能开水气外驱驰。
大肠气滞通关格，治悸目胀不睡宜。

功　　效　行气润燥、通润大肠、利水消肿。

主　　治　津枯肠燥、大便秘结、小便不利、水肿脚气、受惊失眠。

辨　　议　郁李仁入脾与大肠气分，通幽散结，行大肠之气而导滞润肠，还能疗水肿，受惊而致的失眠；火麻仁入脾与大肠血分，生津润燥，增液缓脾，而滑肠通便。

用量用法　6~12克，特殊者可用至30克。

附　　方　五仁丸：桃仁15克，苦杏仁（去皮尖）30克，松子仁、柏子仁、郁李仁各3克。陈皮另研末120克，五仁研为膏，入陈皮同研匀，炼蜜为丸，每服9克，每日1~2次，温开水送下。治津枯肠燥、大便艰难，以及老年及产后妇女血虚、便秘。（《世医得效方》·危亦林）

牵牛子

牵牛泻肺并于肠，气秘能通湿热尝。
风秘大肠须必用，血虚气弱细思想。

功　　效　下气、通二便、逐水消肿。

主　　治　水肿腹水、小便不利、便秘不通、痰鸣喘胀、肠胃积滞、虫积腹痛。

辨　　议　牵牛子与商陆均苦寒有毒，善泻下逐水，治水肿、臌胀、二便不利。牵牛子能泻肺气逐痰饮而治疗痰饮咳喘，且能去积杀虫而治肠胃湿热积滞、大便秘结、虫积腹痛；商陆能消肿散结而治疗疮痈肿毒。

用量用法　2~4.5克，视病情而定，宜从小量开始。单用3~9克，一半生用，一半炒用，为细末，每次用1~2.5克，温开水送服，每日1回或隔1~2日1回，疗水肿、腹水。常作为丸或散剂服用，很少入汤剂煎服。

使用注意　体质虚弱及孕妇忌用。治标之品，不宜久用。

附　　方　大黄牵牛子散：大黄、牵牛子各2克，以上为细末顿服。治便秘。（《和汉药考》. 小泉荣次郎）

甘　遂

甘遂苦寒泻肾经，并通遂道水凝停。
直攻水湿归窠处，留饮痰迷癫痫瞋。

功　　效　泻逐水饮、通便消胀。

主　　治　胸腹聚水、留饮内停、喘咳支满、二便不利、腹大水肿、痈证痰壅。

辨　　议　甘遂所含有效成分不溶于水，多作散或丸剂，生用作用较强，毒性也较大；煨用泻下作用较弱，毒性也较小；用醋炙后，可减缓其泻下作用和降低其毒性。

用量用法 甘遂有毒。生甘遂 0.3~1 克，煨甘遂、醋炙甘遂 1.5~3 克。宜小剂量开始，根据情况渐渐加量。

使用注意 甘遂为逐水泻剂，泻力猛烈，虚证、体弱者及孕妇忌用。反甘草，与甘草同用毒性增强。

附　方 甘遂半夏汤：甘遂 0.8 克，半夏 4.5 克，芍药 4 克，甘草 2 克，水 600 毫升，煎至 200 毫升，每日 3 回分服。利尿泻下。(仲景方)

京大戟

大戟苦寒脏腑通，通疗水湿两相攻。
坠胎积聚兼风毒，脚肿通经颈腋痈。

功　效 攻泻水饮、消肿散结。

主　治 水肿胀满、痰聚饮停、痈肿疮毒。

辨　议 京大戟与甘遂不同之处在于京大戟能泻逐上、中、下三焦脏腑之水，甘遂能泻逐上、中、下三焦经隧之水。两药常同时配伍应用，京大戟还有消肿散结、治痈肿疮毒的作用，如"紫金锭"(玉枢丹)中就有京大戟。

用量用法 0.6~1.5 克，特殊情况可稍增多。制成散剂或丸剂应用。

使用注意 京大戟有毒，有峻泻作用，体弱者或孕妇忌用。临床上出现咽喉肿胀、呕吐或眩晕、痉挛等，为中毒症状，应停药。反甘草，不能与甘草同用。

附　方 控涎丹(又名子龙丸)：京大戟、甘遂、白芥子等分，微炒共研末，姜汁调面粉糊适量为丸，如赤小豆大，每服 7~20 粒。

治壮实人之腹水、水肿、脚气，水肿，喘咳等。(《三因极一病证方论》.
陈言)

芫 花

芫花有毒苦辛温，水饮痰病鬼疟尝。
喘急喉鸣胸痛肋，皮肤胀满咳嗽良。

功　效　峻下逐水、消除痰饮。

主　治　胸腹积水、重度水肿、二便不利、痰浊水饮、咳逆喘满。

辨　议　芫花常与京大戟、甘遂同用。芫花毒性最大，甘遂次之，京大戟又次之。芫花常用于形体具实的严重水肿、腹水、胸水。也可配大黄、葶苈子，用于痰浊水饮引起的咳逆的喘满。

现代研究　芫花可用于肝硬化腹水、晚期血吸虫病腹水和胸腔积液。

用量用法　0.5~1.5克，病重体壮者可稍增大，体弱者及孕妇忌用。

使用注意　反甘草，与甘草同用毒性增大。

附　方　芫花(炒燥研细粉)10克，每回服1克，用大枣10枚，煎浓汤送服，每日2~3回。治强壮体质之肋膜炎，咳嗽胁痛。(《现代实用中药》. 叶橘泉)

荛 花

荛花主治略同芫，瘟疟除痰癥瘕门。
泻热功专通利水，攻邪破积又堪援。

功　效　泻水饮、破积聚、治留饮。

主　治　咳逆上气、水肿、癥瘕、疝瘕。

辨　议　《本草求真》载："若论主治，则芫花辛温，多有达表行水之力；而荛花则气寒，多有入里走泄之效，故书载能治水，然要皆属破结逐水之品，未可分途而别视也。"

用量用法　2.5~4.5 克，或入丸剂。

使用注意　体虚无积及孕妇忌用。

商　陆

商陆苦寒利水功，能疗水肿腹胀臌。
沉阴同大戟甘遂，涂治痈肿中疮毒。

功　效　利尿逐水、解毒消痈、消肿通便。

主　治　全身水肿、胸腹胀满、二便不利、痈毒疮疡。

辨　议　商陆主要有逐水消肿作用，而攻逐峻烈，只可用于体壮邪盛者，是治标之品，水邪退后，要注意扶正；木通、通草、防己、薏苡仁、木瓜、香加皮等药物，除具有利水祛湿的作用外，还有舒筋利关节的作用，这是与一般利尿祛湿药物的不同之处。

用量用法　1.5~4.5 克。如单味药研末服用，则 0.4~1.5 克。商陆有毒，不宜大量使用。

使用注意　身体虚弱者及孕妇忌用。

附　方　疏凿饮子：羌活、秦艽、槟榔、椒目各 9 克，商陆 6 克，大腹皮、赤小豆各 15 克，茯苓 30 克，木通、泽泻各 12 克，研末，每服 12 克，加生姜 5 片，煎服，不拘时候。治遍身水肿、喘呼口渴、大小便秘。（《严氏济生方》，严用和）

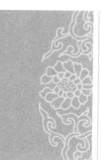

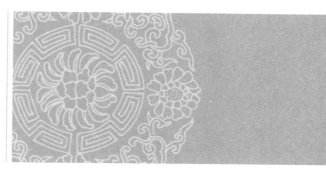

消食药

山 楂

山楂破气健脾丰，食积能消肉积同。
利气祛痰透痘疹，产后儿疹疝恒功。

功　　效　消积化痰、行气活瘀、透发痘疹。

主　　治　肉食痰积阻滞、久生积块、妇人产后、瘀血疼痛、恶露不尽，以及小儿痘疹不易出齐、出透。

辨　　议　山楂生用开胃消食，活血化瘀；炒焦消食导滞；山楂炭消食止泻。山楂久服、多服反伐脾胃生化之气。山楂善于消肉积、癥块，并能行气活血；神曲善于消谷积，兼能化痰导滞，可使金石药容易消化；麦芽善于消面积，兼助胃气。山楂酸而破泄，消积散瘀；乌梅酸而收涩，敛肺涩肠。焦神曲、焦麦芽、焦山楂三药合用称"焦三仙"，加焦槟榔称"焦四仙"。

现代研究　5% 山楂酒，每次服 10~20 毫升，可止心绞痛。

用量用法　3~15 克。

使用注意　脾胃虚弱无积者慎用。

附　　方　山楂肉 10 克，当归 6 克，白芍 5 克，甘草 2 克，水煎服。治产后腹痛，旧称儿枕痛。（《现代实用中药》．叶橘泉）

神　曲

神曲味甘辛性温，健脾开胃化滞中。
停食外感助发散，金石药物配用功。

功　　效　开胃健脾、化食消积，助金石药物消化吸收。

主　　治　饮食积滞、腹胀腹疼、痰食互结、癖块癥瘕、脾胃虚弱、食欲不振。

辨　　议　在使用磁石等金石药物时，佐用一些神曲，既助吸收，又能保护消化功能，这种配伍方法很好。

用量用法　3~9克。

附　　方　保和丸：山楂18克，茯苓、姜半夏各9克，神曲、陈皮、连翘、莱菔子（炒）各6克，水煎服。治食积停滞、脘腹胀满、反酸烧心、食欲下降。（《丹溪心法》. 朱震亨）

谷　芽

谷芽味甘性温中，健脾和胃下气功。
化积宽中消宿食，麦芽消克谷芽融。

功　　效　消食和中、健脾开胃。

主　　治　食滞不化、脘腹胀满、不思饮食、大便溏泻、脚气水肿。

辨　　议　谷芽与麦芽均有助消化及滋养强壮作用，治脚气病有卓效。谷芽偏于快脾开胃、下气和中、消食化积；麦芽偏于消食下气、温中除满、开胃、止霍乱、消痰饮。

用量用法　9~15克。

附　　方　薛氏参麦汤：人参、麦冬、石斛、木瓜、甘草、生谷芽、鲜莲子，水煎，每日3回分服。治湿热瘥后、中气虚弱、神思不清、倦语不思食、溺数唇干口渴、胃气不输、肺气不布、元气大伤。（《温

麦 芽

大麦芽温助胃脾，和中散结去痰宜。
能消面果诸般积，通乳下浊降气驰。

功　　效　消食导滞、养脾健胃、乳汁不通、降浊消胀、炒后断乳。

主　　治　饮食积滞、脾虚食少、脘腹胀痛、乳汁不通、炒后回乳。

辨　　议　麦芽生用有鼓舞胃气助消化开胃的作用，可用于胃呆少食或食滞兼有胃热者，并有疏肝调气作用；炒后偏用于食滞兼胃寒者；炒焦用消食积的作用最大。

用量用法　3~9克，回乳炒用60克。

使用注意　无积者久服反伤正气。

附　　方　生麦芽、生谷芽各30克，槟榔、紫苏叶各10克，橘皮、生姜、木瓜各5克，吴茱萸3克，水煎服。治脚气。（《现代实用中药》，叶橘泉）

鸡内金

鸡内金味甘性平，消食开胃胀泻宜。
小便淋漓胆结石，固脬缩泉止溺遗。

功　　效　消食停滞。

主　　治　腹胀吐泻、小儿疳积、面黄肌瘦、午后低烧、小便淋痛、胆石疼痛、小儿遗溺、大人尿床。

辨　　议　鸡内金生用适用于通淋化石等，炒用适用于消食开胃。

用量用法　3~9克。

鸡内金烧存性，研细末作撒布用。治口腔炎、喉头炎、扁桃体炎、牙龈炎等，古书中称治一切口疮喉闭、乳蛾、牙疳等。（**古传验方**）

莱菔子

莱菔子味甘性平，痰浊阻肺喘咳宁。
嗳腐吞酸脘腹闷，食积泄泻均能除。

功　　效 降气平喘、化痰消积、理气除胀。

主　　治 痰浊阻肺、咳喘多痰、胸闷食滞、脘腹膜胀、闷堵吐泻、嗳气吞酸。

辨　　议 莱菔子偏于消痰化滞、降气除胀；山楂偏于助消化、磨积块。

用量用法 4.5~9克，临床上多炒用。

使用注意 气虚无痰积者忌用。

附　　方 三子养亲汤：莱菔子（炒）、苏子（炒）各10克，白芥子（炒）8克，共研细，布包煎至200毫升，每日3回分服。治老年慢性支气管炎，古称"痰饮喘咳"。（**《韩氏医通》．韩懋**）

阿　魏

阿魏辛温入胃脾，去虫去臭治疳宜。
能消肉积传尸证，冷痛心胸疟痢医。

功　　效 消积杀虫、散结消痞、化瘀止痛。罗马人曾普遍用来调味，认为有助消化。

主　　治 肉食停滞、脘腹膜胀、腹中痞块、瘀血癥瘕。

用量用法　内服入丸、散剂，1~1.5 克。外用适量。阿魏有强烈之臭气，易惹起恶心，多为丸剂。

使用注意　脾胃虚弱者及孕妇忌用。

附　方　消痞阿魏丸：山楂肉、天南星、半夏、麦芽、神曲、黄连、莱菔子各 40 克，阿魏（酒浸）、连翘、贝母、瓜蒌仁各 20 克，风化硝、食盐、胡黄连、白芥子各 10 克，以上共为细末，姜汁调麺粉为丸，每日三回，每回三克，温开水送下。治脾脏肿大、消化障碍、腹臌，古称"痞块""癥瘕""积聚"。（《卫生宝鉴》．罗天益）

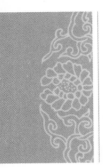
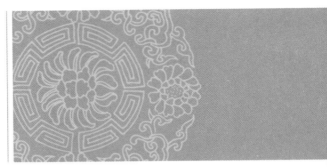

理气药

青 皮

青皮利气主于肝，疏肝降逆郁积宽。
破滞消坚胁肋痛，胸膈胀冈疝咸安。

功　　效　疏肝破气、消积化滞、散结消疝。

主　　治　胸胁胀痛、食积胀满、膀胱疝气、乳核硬结、乳痈肿痛。

辨　　议　青皮主入肝经，破气开郁，兼治疝痛；香附能通十二经气分，行气开郁，兼能调经理血。青皮破气辛温而散，苦温而降，偏于胁肋疼痛，破肝经气结；枳实破气，苦寒而降，偏于快利胸膈，消导肠胃积滞。

用量用法　3~9克。

使用注意　气虚者慎用，久用恐伤伐正气。

附　　方　化肝煎：青皮、陈皮、白芍各6克，泽泻、栀子（炒）、牡丹皮各4.5克，土贝母9克，水煎分服。治怒气伤肝、气逆动火、烦热胁痛、动血。**（景岳方）**

陈 皮

陈皮快气又调中，导滞消痰利气通。
补泻升降随所有，能安五脏肺脾功。

功　效　理气健脾、化痰燥湿。

主　治　脾湿不运、脘腹胀满、食欲不振、呕吐腹泻、咳嗽痰多。

辨　议　陈皮理气消胀开胃的作用大于化橘红，化橘红化痰的作用大于陈皮。陈皮偏入肺脾，理气和胃，兼能化痰；橘络化痰通络，常用于咳嗽、胸胁闷痛、手足麻木；橘核散结止痛，常用于疝气痛；橘叶疏肝解郁，常用于胸胁闷痛、乳房发胀等；青皮偏入肝胆，破结散滞，兼能治疝。

用量用法　3~9克。

使用注意　久用可耗散正气，无气滞者勿用。

附　方　二陈汤：陈皮（去白）、茯苓各3克，半夏6克，甘草1.5克，生姜2片。水煎服。治痰饮为病、咳嗽胀满、呕吐恶心、头眩心悸等。（《太平惠民和剂局方》，太平惠民和剂局）

大腹皮

腹皮泻肺又和脾，水肿能消利水宜。
痞胀气滞兼脚气，通肠下气用无疑。

功　效　行气宽满、行水消胀。

主　治　气滞不行、脘腹胀满、肤肿脚气、便溏泄泻、小便不利。

辨　议　大腹皮散无形之气滞，消胀而利水；槟榔消有形之坚积，降气而行痰。大腹皮利水之力大于厚朴；厚朴下气之力大于大腹皮。

用量用法　4~9克。

附　方　五皮饮：香加皮、陈皮、茯苓皮、桑白皮、姜皮。治水肿，

上气喘急或腰下肿。（《海边方》）

枳　壳

枳壳微寒积气伤，行痰祛痞健脾良。
结胸五膈肠风痢，咳嗽宽肠胀满尝。

功　　效 宽中理气、行滞消胀、止痛化痰。

主　　治 胸胁胀满、气滞疼痛、饮食内停、痰饮结聚、肛头脱出、妇人阴挺。

辨　　议 枳壳主入脾肺；枳实主入脾胃。枳壳力缓，偏于理气消胀；枳实力强，偏于破气消积。枳壳开胸宽肠之力强；枳实破降下行之力强。

用量用法 3~9克。

使用注意 脾胃虚弱、气虚者慎用。

附　　方 五枳散：枳壳、苍术各2.1克，白芷、陈皮、厚朴各1.8克，当归、川芎、芍药、茯苓、桔梗各2.4克，半夏、麻黄各1.2克，干姜、肉桂、甘草各0.9克，加姜、葱煎。治少阴作寒、外感风寒、内伤生、冷身热无汗、头痛身痛、项背拘急、胸满恶食、呕吐腹痛、寒热往来、脚气肿痛、冷秘寒疝、寒疟、恶寒无汗、妇人经血不调。

（《太平惠民和剂局方》，太平惠民和剂局）

枳　实

枳实微寒力稍强，除痰利隔更优良。
功专去结攻墙力，积滞能祛降气彰。

功　　效 破气消积、导滞除痞。

主　治　胸膈痞满、脘腹胀痛、下利后重、大便秘结、胸痹结胸、脱肛阴挺、痰壅气结、皮肤瘙痒。

辨　议　枳实破胃肠气结，青皮破肝经气结。枳实破肠胃结气，偏于除痞消积；木香行肠胃滞气，偏于理气消胀。

现代研究　枳壳、枳实煎剂，可使胃肠、子宫平滑肌兴奋性增强，并可使胃肠蠕动规律化，对胃扩张、胃下垂、消化不良、脱肛疝气、子宫脱垂等有效。

用量用法　1.5~9克。

使用注意　孕妇慎用。气虚中满、气陷便溏、胃虚不思食者禁用。

附　方　枳术丸：枳实20克，白术6克，水煎至200毫升，每日3回分服。治肝或脾脏肥大、小便不利、心下坚满。（仲景方）

｜木　香｜

木香温苦降兼持，疏肝和胃又缓脾。
九种心疼诸气痛，下利化食吐呕宜。

功　效　行气导滞、健脾消食、止痛止痢。

主　治　饮食不化、脘腹胀痛、呕吐泄泻、痢疾里急后重。

辨　议　木香行气偏于肠胃滞气而消胀满，兼能燥湿治泄，实大肠；砂仁行气偏于和中消食除痞闷，兼能引气归肾。木香行气降胀和胃，其性燥，兼能治痢；槟榔破气去滞消食，其性降，兼治脚气。木香可用于治冲脉逆气里急（从小腹侧至脐旁的部位逆气攻冲作痛）；乌药偏用于顺膀胱和肾之逆气（小腹胀痛）。行气宜生用，治泄、实大肠宜煨用（用纸裹煨）。

现代研究　木香对副伤寒杆菌及一些致病性真菌有抑制作用，并对胆绞痛时脘腹胀痛、逆气攻痛等有效。

用量用法　0.9~9克，需要时可用至12克。

使用注意 肺虚有热、血分燥热及虚火上炎者均忌用。

附　　方 香连丸：木香、黄连等分混合，为丸剂，每日3克，数次吞服。治里急后重，腹痛下利。（《仁斋直指方》杨士瀛）

| 沉　香 | 沉香温性坠痰涎，降气调中治喘平。
入肾暖精心腹痛，温中不助火及炎。 |

功　　效 行气止痛、温胃降逆止呕、纳气平喘。

主　　治 胸膈痞闷、心腹疼痛、有寒呕吐、肾虚喘咳。

辨　　议 沉香降脾肾逆气，旋覆花降脾肺痰气。沉香降气，无破泻的作用，不伤正气；槟榔降气，偏于破泻下降，正气虚者忌用。前人经验认为沉香"行气不伤气，温中不助火"。沉香降肾虚不纳之气而平喘；降香降血中之气而止血。

用量用法 0.6~2.5克。

使用注意 气虚下陷者忌用。

附　　方 沉香、肉桂各10克，白豆蔻、黄连各8克，研细粉，每回1克，每日3~4回，温水送服。治慢性胃炎、胃痛、痞闷呕吐。（《现代实用中药》·叶橘泉）

| 香　附 | 香附辛平气郁通，能行十二经脉同。
崩中带下调经信，止痛胸肠胀满功。 |

功　　效 疏肝解郁、行气定痛、理气调经。

主　　治 肝气郁滞、脘腹胀满、胁肋胀痛、食滞不消、疝气腹痛、妇人痛经、月经不调、经闭不通、乳房胀痛。

辨　议　香附辛平，偏于宣十二经气分，兼入血分；木香辛温，偏于行肠胃滞气，主入气分。香附入肝，理气开郁，兼能调经；青皮入肝，破气散结，兼能治疝。香附行气，偏于疏肝解郁；厚朴行气，偏于消胀除满。

现代研究　香附能抑制子宫收缩，并对肌紧张有弛缓作用。

用量用法　3~9克。香附生用，偏于上行胸膈，外达皮肤；制熟用则偏于入肝肾而利腰足。行经络宜酒浸炒；消积聚宜醋浸炒；祛痰饮宜姜汁浸炒；用于妇女崩漏、月经过多，宜炒黑用。

使用注意　气虚血燥者慎用。

附　方　越鞠丸：香附（醋炒）、苍术（泔浸炒）、川芎、神曲、栀子（炒黑）等分，为丸。一次6~9克，每日2回。温水送服。统治六郁，胸膈痞闷、吞酸呕吐、饮食不消。（《丹溪心法》.朱震亨）

檀　香

檀香理气性辛温，入肺调脾制膈中。
胃气能升增饮食，除邪抑郁用其功。

功　效　和胃降逆、消痞止呕、理气镇痛。

主　治　噎膈反胃、气逆呕吐、脘腹疼痛、痞闷不舒。

辨　议　檀香理气，升中有降，偏于宣散气郁；沉香降气，降中有升，但偏于降气。檀香偏于理气开郁，并治心腹诸痛；降香理气兼入血分，偏于治疗折伤、止血、活血、消肿、定痛。

用量用法　1.5~9克，入药时要后下。

附　方　丹参饮：丹参37.2克，檀香、砂仁各3.72克，水1.5杯，煎服。治心痛、胃脘诸痛。（《时方歌括》.陈念祖）

佛手柑

（附香橼）
佛手香橼功略同，辛苦酸温肝疏通。
气滞脘痛兼呕逆，宽胸化痰理脾乡。

功　　效　疏肝解郁、理气和中、宽胸化痰。

主　　治　肝胃不和、气滞胃痛、胸闷胁胀、食饮不振、嗳气呕吐。

辨　　议　佛手与香橼均能醒脾畅肺，兼能化痰；玫瑰疏肝和胃，兼能活血通络。佛手止呕的作用大于香橼，香橼化痰的作用大于佛手。佛手花偏用于胸胁气滞、胃痛、作呕。香橼与佛手虽同为理气药，香橼其力缓和，药性平和，适用于较轻症状。

用量用法　4.5~9 克。

附　　方　佛手、枳壳、生姜各 3 克，黄连 1 克，水煎 200 毫升，每日 3 回分服。治慢性胃炎、消化不良，为芳香健胃剂。（经验方）

甘　松

甘松味辛甘性温，醒脾开郁气短舒。
胸腹胀满兼疼痛，含漱水煎治牙疼。

功　　效　行气止痛、开郁醒脾。

主　　治　寒气凝滞、脘腹胀痛、倦怠气短、牙齿疼痛。

辨　　议　甘松与青木香均长于行气止痛，治疗气滞胀痛诸证。甘松善治胃寒气滞的脘腹胀痛、思虑伤脾、气机郁滞、胸闷腹胀，为醒脾开胃的良药，且温而不燥；青木香长于疏肝理气、和胃止痛、解毒辟秽，善治胸胁胀满、脘腹疼痛及泻痢腹痛，又能解毒消肿、毒蛇咬伤、皮肤湿疮。

现代研究　甘松具有镇静、降血压、抗癫痫、抗心律不齐的功效，可用于治疗高脂血症、妊娠水肿及频发性室性期前收缩。

用量用法 3~6克，后下，不宜久煎。

使用注意 阴虚及阴亏患者孕妇慎用。

附 方 甘松、沉香各3克，香附6克，共研细末，每服1~2克，温水送服，每日3回。治神经性胃痛。(《现代实用中药》. 叶橘泉)

薤 白

薤白辛温利窍良，调中散血兼助阳。
大肠气滞功专泄，后重胸中痹痛伤。

功 效 助胸阳、开心窍、散胸中与大肠气滞、活血。

主 治 胸痹疼痛、痰饮咳喘、久痢冷泻、心胃绞痛、胁痛干呕。

辨 议 薤白入心宣窍，行气活血而助胸阳，偏用于胸痹刺痛；干姜温肺而助胸阳，偏于祛心肺寒邪。薤白虽能散大肠气滞，但主要入心助胸阳，故疗心阳不振之胸痹；细辛虽入心助阳，但以肺肾为主，故有疗水停心下咳喘吐涎沫之用。

用量用法 3~9克，特殊可用至15克或更多，无气滞血滞者不用。

附 方 瓜蒌薤白半夏汤：瓜蒌实、薤白各12克，姜半夏6克，水煎，每日3回分服。治胸痹不得卧、心痛彻背者。(《金匮要略》. 张仲景)

荔枝核

荔枝核甘性温肝，寒凝气滞腹脘宽。
睾坠疝气奔肠痛，妇人气血痛宜餐。

功 效 行气散结、祛寒止痛、温肝消疝。

主　　治　寒疝腹痛、睾丸肿痛、气冲胸、奔肠疼痛、寒气凝滞、胃脘疼痛、妇人腹部气血凝滞刺痛。

辨　　议　荔枝核味苦，微温，归肝、胃经，功效行气散结、散寒止痛，主治疝气痛、睾丸肿痛、胃脘久痛、痛经、产后腹痛；橘核味苦，性平，归肝经，功效理气散结、止痛，主治疝气疼痛、睾丸肿痛、乳房结块。荔枝核既能疏肝理气，散结止痛，又和胃行气止痛；橘核长于疏肝理气散结。

用量用法　6~12 克。

使用注意　无寒湿滞气者慎用。

附　　方　玉环来笑丹：荔枝核 49 粒，橘皮 27 克，硫黄 12 克，研细末，盐麵打糊为丸，如绿豆大，黄酒下入丸。治疝气痛及心痛。(《皆效方》. 不详)

川棟子

川棟子苦杀三虫，泻热舒肝疝气功。
心疼腹痛偏凉意，能令相火下行通。

功　　效　舒肝止痛、行气消疝、杀虫安蛔。

主　　治　癥瘕积聚、胸胁不舒、脘腹胀痛、虫积腹痛。

辨　　议　川棟子亦名"金铃子"，性寒，为疝气要药；荔枝核治疝，性温。疏肝时炒用，清热时生用，杀虫常用其根皮。

用量用法　3~12 克。

使用注意　川棟子有毒。脾胃虚寒者忌用。

附　　方　金铃子散：川棟子、延胡索各 30 克，为细末，每服 9 克，酒或开水送下。治肝郁化火，心胸、胁肋、脘腹诸痛，时发时止，口苦、舌红苔黄，脉弦数。(《太平圣惠方》. 王怀隐、王祐)

天仙藤

仙藤活血苦温中，疏气调和血脉融。
腹痛妊娠消水肿，能疗冷气尽皆通。

功　效　行气活血、利水消肿、清热解毒。

主　治　胃痛疝痛、产后腹痛、妊娠水肿、风湿痹痛、气滞血瘀、癥瘕积聚。

现代研究　天仙藤含有马兜铃酸，长期大剂量使用能引起肾衰竭、肾小管坏死，临床慎用。

用量用法　3~6克。

附　方　天仙藤散：天仙藤、炒香附、乌药、陈皮、甘草（炙）、紫苏、木瓜各等分为末，生姜3片，每服9克，水煎服。治子气、妇人冲任受血风、因妊娠而足肿、喘闷妨食，甚则脚趾出黄水。（陈景初方）

厚　朴

厚朴苦温去中满，祛寒利膈又宽中。
消痰化食肠鞭闭，上逆喘咳浊气冲。

功　效　下气除满、燥湿消胀。

主　治　食积停聚、气滞不行、脘胀腹满、呕吐泄泻、痰饮咳喘。

辨　议　厚朴下气、消腹胀、除胃满、兼燥湿；枳实破气、消积滞、除痞硬、兼泻火。厚朴与苍术均能燥湿。厚朴除胃满、降积滞，一升一降各有不同；苍术除脾湿、升清阳。厚朴下胃肠积气，治胀满腹痛；青皮破肝气郁结，治因怒胁痛。厚朴花性味、功能与厚朴大致相同，但药力小，理肝气，治肝胃气滞闷痛，偏用于上、中焦，厚朴偏用于中、下焦。厚朴生用偏于下气，姜炒偏于止呕。

现代研究 厚朴煎剂在试管中，对金黄色葡萄球菌有很强的抑制作用。

用量用法 2~6克，重者9~12克或更多些。

使用注意 虚者及孕妇慎用。

附　　方 厚朴三物：厚朴6克，枳实、大黄各3克，水煎至200毫升，每日3回分服。治肠炎、下利、腹痛。*（仲景方）*

乌　药

乌药辛温顺气宜，胸腹胀痛调经凝。
诸般滞气皆能治，疝气尿频常用奇。

功　　效 温肾肝冷气。

主　　治 疝气、痛经、少腹冷痛、遗尿、尿频。

辨　　议 乌药温肝肾、散冷气、顺逆气而治疝痛；小茴香暖下焦散寒而治疝气痛。乌药顺膀胱肾气逆，治疝缩尿，偏入肾经，长于治少腹气逆；香附行十二经气滞，开郁散结，偏入肝胆，长于治少腹气滞。

用量用法 4.5~9克。

使用注意 气虚有内热者慎用。

附　　方 暖肝煎：当归6克，枸杞子、茯苓、小茴香，乌药各9克，肉桂、沉香各3克，生姜3片。治肝肾阴寒、小腹疼痛、疝气等。*（景岳方）*

乳 香

乳香味苦辛微温，活血伸筋跌打伤。
生肌手拈心腹痛，痈疽疮肿托里良。

功　效　行气活血、伸筋舒络。

主　治　心腹疼痛、跌打损伤、青紫肿痛、痈疽疮毒、红肿高热、风寒湿痹、肢体筋脉拘挛难伸。乳香能入心，有时配辰砂、枣仁、远志等用于治癫狂症。外科常用药，托里护心。

用量用法　1.5~9克。

附　方　乳香、没药等分，为细末，每用其适量之粉，醋调涂敷一切肿硬块核，甚效（*范凤源氏方*）。

没 药

没药性平散瘀功，消肿定痛结滞松。
痈疡初起伤跌打，闭经癥瘕湿痹通。

功　效　散血消肿、定痛生肌。

主　治　脘腹疼痛、痈疽肿痛、跌扑伤痛、风湿痹痛、关节疼痛、妇人闭经痛经。

辨　议　没药与乳香均能活血止痛，一偏于气，一偏于血。没药是散瘀而活血，消肿定痛；乳香是行气以活血，兼能伸筋，通经舒络而止痛。二药合用则相得益彰，醋制可加强疗效。

用量用法　1.5~9克。

使用注意　孕妇不宜用，疮疡破溃后不宜用。

附　方　没药、乳香、牡丹皮各10克，延胡索15克，当归20克，共研细末，每服3克，每日3回，温酒合水送服。治慢性子宫炎腹痛、月经困难或过多。（*《现代实用中药》，叶橘泉*）

延胡索

延胡治血苦辛温，气滞能通血滞缓。
内外诸疼淋疝瘕，通经利气女科门。

功　　效　治诸痛、除癥瘕。

主　　治　脘腹疼痛、胸胁拘痛、闭经痛经、产后瘀痛、外伤血肿疼痛、疝瘕、睾丸疼痛、四肢滞痛。

辨　　议　延胡索生用活血效力大，醋炒也可用于止血。延胡索偏于腹痛筋急、拒按者，胡芦巴偏于腹痛喜热、喜按者。延胡索与香附均为气血药。延胡索主入血分，善理一身内外上下诸痛，但行血之中，兼行血中气滞；香附主入气分，善理十二经入脉诸气，但行气之中，兼行气中血滞。延胡索治疝瘕疼痛偏于活血；小茴香治疝瘕疼痛偏重理气。

现代研究　延胡索含延胡索素，有镇痛作用，兼有镇静、镇吐、催眠等作用；对治疗胃肠系统疾病引起的钝痛及周围神经痛、肢体痛等有效；对暂时性的失眠也有一定效果。

用量用法　7.5~9克，研为细末冲服，每次0.9~2.5克，每日2次。

使用注意　血热气虚者不用。孕妇忌用。

附　　方　延胡索汤：延胡索4克，当归、桂枝各3克，干姜2.5克，水煎，顿服。治腹痛、月经痛。（《和汉药考》．小泉荣次郎）

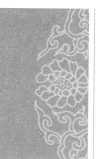

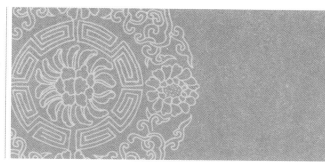

活血化瘀药

丹 参

丹参味苦性微寒，能疗心胃痛病证。
去瘀生新崩瘕带，风劳节痛妇科兵。

功 效 活瘀血、生新血、凉血、安神。

主 治 心腹疼痛、心烦不眠、肝脾肿大、癥瘕积聚、月经不调、痛经闭经、关节肿痛、痈肿丹毒。

辨 议 丹参性微寒，祛瘀的作用大于补血，祛瘀生新，故也可有生新血的作用，但补养血力不如当归；当归性温，补血的作用大于祛瘀。丹参祛瘀生新而养血安神，偏入心经；紫丹参破血通经而通九窍、利二便，偏入肝经。

现代研究 丹参有降血压作用；对晚期肝炎及血吸虫病引起的肝脾肿大有促进肝脏生理功能好转，并使肿大的肝脾缩小变软的作用；丹参含碘，故对缺碘引起的甲状腺肿大有一定疗效。

用量用法 9~30 克。

使用注意 月经过多、咯血、尿血者慎用。

附 方 活血灵效丹：当归、丹参、生乳香、生没药各 15 克，水煎服。若为散，1 剂分作 4 次服，温酒送下。治气血凝滞、疝癖癥瘕、

121

心腹疼痛、腿疼臂疼、内外疮疡、一切脏腑积聚、经络湮瘀。(《医学衷中参西录》. 张锡纯)

红 花

红花味辛苦性温, 破血通经痘毒餐。
少用养阴多破血, 胸痹肿痛死胎奔。

功　　效　破血通经、散瘀止痛。

主　　治　妇人经闭、行经腹痛、难产不下、产后恶露、血瘀气滞、胸痹心痛、跌打损伤、疮肿疼痛。

辨　　议　红花有南红花、西红花之别, 二者功用相近。南红花祛瘀活血, 作用较强, 而养血作用较差; 西红花性质较润, 养血作用大于祛瘀作用。红花治瘀血偏于散在全身无定处者, 桃仁治瘀血偏于局部有形或在下腹部者, 二者同用有协同作用。

现代研究　红花对子宫有兴奋作用, 尤其对已孕子宫更为明显; 对实验动物有降压作用, 能增强心脏的收缩及扩张; 对支气管平滑肌有收缩作用。

用量用法　2.5~9克。

附　　方　红花当归散: 当归8克, 红花、川芎、芍药、熟地黄、黄芩、香附各3克, 枳实、延胡索各2克, 小茴香、厚朴、柴胡、陈皮、三棱、莪术、牛膝各1克, 水煎至200毫升, 每日3回分服。妇人净血剂, 治月经痛等。(《和汉药考》. 小泉荣次郎)

桃 仁

桃仁味甘苦性温，活血通经肺肠痛。
跌扑损伤肠燥结，破血散瘀第一方。

功　　效　破血散瘀、润燥滑肠。

主　　治　瘀血闭经、行经腹痛、膀胱蓄血、烦躁谵言、发热如狂、跌打损伤、痛毒初起、肠燥便结。

辨　　议　桃仁泥入血分，用于大便血秘引起的便秘；苦杏仁泥入气分，用于大肠气秘引起的便秘。二药也常同用。

现代研究　桃仁醇提取物有显著的抑制凝血作用。

用量用法　2.5~9克。

使用注意　无瘀血者及孕妇忌用。

附　　方　桃核承气汤：桃仁、大黄各12克，桂枝、甘草（炙）、芒硝各6克，水煎至200毫升，每日3回分服。治太阳病、热结膀胱、其人如狂、小便自利、少腹急结。现治便秘、头痛、目赤、产后胎盘残留、胎死腹中不下等。（仲景方）

川 芎

川芎辛温补肝虚，头痛筋挛郁湿舒。
散瘀搜风寒目泪，诸般血证尽能除。

功　　效　行气活血、燥湿搜风、开郁调肝。

主　　治　血瘀气滞、月经不调、闭经痛经、难产、胞衣不下、风寒湿痹、肢体关节疼痛、麻木、胸心胁痛、头胀头痛、癥瘕腹痛。

辨　　议　川芎偏于治少阳经（头两侧部）血虚气滞头痛；白芷偏于治阳明经（前头部）风湿头痛。

现代研究　川芎在动物试验中有降低血压的作用；少量可使受孕动

123

物子宫收缩增强，但大量反使收缩受抑制。

用量用法 1.5~9克。

使用注意 阴虚火旺证者不宜用。

附　方 川芎茶调散：川芎、荆芥各12克，甘草（炙）、羌活、白芷各6克，防风4.5克，细辛3克，薄荷2.4克，每服9克，茶调服。治诸风上攻、正偏头痛、恶风有汗、憎寒壮热、鼻塞痰盛、头痛目眩。

（《太平惠民和剂局方》，太平惠民和剂局）

三　棱

三棱入肺兴肝脾，善破血中气分宜。
祛瘀坠胎消血结，通经癥瘕血虚危。

功　效 散血行气、软坚消积。

主　治 癥瘕积块、经闭不行、饮食积滞、脘腹胀痛。

辨　议 三棱软坚散结，削除老块坚积的功力优于莪术；莪术行气破血，散瘀消积的功力优于三棱。

用量用法 3~9克。

使用注意 脾胃虚弱者及孕妇忌用。

郁　金

郁金行气散肝凉，上入心包下入肠。
破瘀调经平吐衄，攻心败血治癫狂。

功　效 活血凉血、行气解郁。

主　治 肝气上逆、吐血衄血、妇人闭经、痛经倒经、血热蒙心、惊痫痛癫狂、气滞血瘀、胸腹胀痛、胁肋刺痛、胆热黄疸。

辨　议　郁金有川郁金、广郁金之别。川郁金活血化瘀的作用优于理气，广郁金行气解郁的作用优于活血。郁金破血之中兼能理气；香附行气之中兼能理血。

现代研究　郁金含有挥发油，能溶解胆固醇，促进胆汁分泌和胆囊收缩，可用于治疗胆石症、胆囊炎及黄疸。

用量用法　3~9 克。

使用注意　血虚无瘀滞者及孕妇均忌用。

附　方　菖蒲郁金汤：石菖蒲（炒）、栀子、鲜竹叶、牡丹皮各 9 克，郁金、连翘、灯心草各 6 克，木通 4.5 克，竹沥 15 克（冲），玉枢丹 1.5 克，水煎服。治风温伏邪、热灼自汗、时昏时清、夜多谵语、苔腻、脉滑数等。（《温病全书》．时逸人）

莪　术

莪术气中血分需，心疼冷痛吐酸俱。
调经消痛奔痃瘕，行气破血化食驱。

功　效　行气、破血、消积。

主　治　瘀血停滞、痃癖癥瘕、血瘀经闭、早期子宫癌、疳积腹痛、腹胀。

辨　议　莪术辛温，破气中之血，破气之力大于破血；三棱苦平，破血中之气，破血之力大于破气。二药合用，散一切血瘀气结。莪术力峻，行气破血，主入肝经，以散肝经气滞血结为主；香附力缓，行气活血，通行十二经，以行气为主。延胡索、郁金、姜黄皆为血中之气药，莪术为气中之血药。

现代研究　莪术有一定抗癌作用。

用量用法　3~9 克。

使用注意　气虚血弱者及孕妇忌用。

附　　方　莪术（醋煮，晒干）60克，木香（煨）30克，共研末，每回用淡醋汤送服。治一切冷气上逆、攻痛。（**经验方**）

姜　黄

姜黄辛苦入肝脾，理血除滞散肿奇。
风寒湿痹上肢痛，通经下气用之宜。

功　　效　破血行气、止痛通络。

主　　治　血瘀气滞、胸胁疼痛、胃脘腹痛、经痛闭经、癥瘕积聚、跌扑血肿、风湿痹证、肩臂疼痛。

辨　　议　片姜黄与姜黄功能大致相同，但片姜黄多用于治疗风寒湿痹疼痛的上肢及肩关节者。姜黄与郁金均破血化瘀。姜黄辛温入肝脾，兼理血中之气；郁金苦寒入心，偏于活血。姜黄偏入肝经血分，兼行血中之气；莪术苦温，偏于入肝经气分，兼破气中之血。

现代研究　姜黄有兴奋子宫作用，使子宫阵发性收缩，能促进胆囊胆汁分泌，但作用较弱而持久。

用量用法　2.5～9克。

使用注意　无瘀血及身体虚弱者慎用。

附　　方　升降散：白僵蚕（酒炒）6克，蝉蜕3克，姜黄（去皮）9克，大黄12克，研末，分2～4次服，用黄酒、蜂蜜调匀，冷服。治温疫致邪热充斥内外、咽喉肿痛、绞肠痧、大头瘟等。（**《伤寒瘟疫条辨》·杨璿**）

益母草

（附茺蔚子）

益母草辛经产良，崩漏带下又调经。
生新活血兼胎产，消肿利尿作典型。

功　效　行瘀血、生新血、利水尿、消水肿。

主　治　月经不调、痛经闭经、恶露不净、尿少水肿

辨　议　益母草子名茺蔚子，作用与益母草近似，但兼能明目益精、行中有补。常用于肝热而致的目赤目昏、眩晕头痛、心烦。

现代研究　益母草有增强子宫收缩力的作用，其作用与垂体后叶激素、麦角相近似。益母草与茺蔚子均有降血压作用，茺蔚子含有维生素 A 类物质，近年研究发现，益母草可用于治疗急、慢性肾炎水肿。

用量用法　6~10 克，特殊情况可用至 30~60 克。茺蔚子 3~10 克。

使用注意　瞳孔散大者忌用。

附　方　益母草 29 克，当归 10 克，水煎至 200 毫升，每日 3 回分服。妇人分娩后服之，助子宫整复，胜于麦角制剂。（《现代实用中药》. 叶橘泉）

泽 兰

泽兰味苦辛性温，散郁行血利水通。
调经癥瘕腰腹痛，行而不峻平补功。

功　效　行血化瘀、利水消肿。

主　治　月经不调、痛经闭经、产后腹痛、产后水肿。

辨　议　泽兰与益母草均能行血利水。泽兰除行血通经外，还有消水的作用，尤其是对与血分有关的水肿，如血臌的大肚腹水加入水红花、胡芦巴、防己等药效果较好；益母草行血调月经的作用

较优。瘀血腰痛加牛膝有一定效果。

用量用法　3~9克，重症者可再加多些。

附　方　泽兰汤：泽兰9克，广三七3克，桃仁（去皮尖研）10粒，红花1.5克，当归15克，赤芍药4.5克，水煎，热酒冲服。治闷挫跌扑、瘀血内蓄、转侧若刀锥之刺。（《医学心悟》．程国彭）

牛　膝

牛膝酒蒸益肾肝，荣筋痿痛膝腰难。
调经生用风淋湿，痈肿癥瘕尿血良。

功　效　补肝肾、强筋骨、散瘀血、引药下行。

主　治　风寒湿痹、腰膝酸疼、足软无力、癥瘕闭经、跌打损伤、筋脉挛急、尿痛血淋、喉痹乳蛾。

辨　议　怀牛膝偏于补肝肾；川牛膝偏于散瘀血，并能去风治痹；土牛膝（天名精之根）偏于破血、止血、清热解毒。

现代研究　牛膝可使血压短暂下降；配银花、赤芍等，可用于血栓闭塞性脉管炎（脱疽）；对急性扁桃体炎及防治白喉有良好效果。牛膝素有溶血及使蛋白质凝固作用。

用量用法　2~9克，需要时可用至15~30克。

附　方　牛膝散：川芎、怀牛膝、蒲黄（微炒）、牡丹皮各6克，当归4.5克，桂心3克。水煎服。治胎衣不下、腹中胀急。（《医学心悟》．程国彭）

刘寄奴

寄奴味苦性温中，破血还兼止血功。
祛瘀通经消肿胀，金疮出血双能融。

功　　效　活血止痛、破血通经、消食肿胀。

主　　治　经闭不通、产后瘀阻、腹部刺痛、乳食停滞、脘腹胀满、跌打损伤、瘀肿疼痛。

辨　　议　刘寄奴破血，通行散血，无补力，外用长于金疮破伤；骨碎补破血，尚能补肾，长于治骨折。

用量用法　3~9克。

使用注意　无瘀血者慎用。

附　　方　刘寄奴、延胡索各20克，骨碎补12克，三物共研末，每服10~15克（绢袋盛之），煎浓汤100毫升，和热酒、童便各一小杯温服。治跌打损伤、肿痛、瘀血在肚内、大小便出血。（《现代实用中药》，叶橘泉）

王不留行

王不留行苦且平，行而不住走阴荣。
催生下乳通经闭，去痹痛疮运血行。

功　　效　通血脉、除风痹下乳汁。

主　　治　月经闭止、痈疮肿痛、关节痹痛、乳汁不下、乳痈不消。

辨　　议　王不留行与通草均能下乳。王不留行入阳明，冲任经血分，通血脉而下乳；通草味淡体轻，能使阳明经精气升发上达而下乳汁。

用量用法　1.5~9克，特殊可用至15~30克。

使用注意 孕妇及无血脉瘀滞者忌用。

附　　方 王不留行、穿山甲（炙）、瞿麦、麦冬各8克，水煎，每日3回，黄酒和服。治乳汁不通及少乳。（《现代实用中药》．叶橘泉）

皂角刺

皂刺搜风并杀虫，功同皂荚取其锋。
直达患处消溃肿，乳垢痈疽癣疬风。

功　　效 消肿排脓、杀虫止痒、攻毒溃疮。

主　　治 痈毒初起、脓成不溃、疔疮针眼经久不消、麻风疥癣、顽麻瘙痒。

辨　　议 皂角刺功用与皂荚差不多，但皂角刺偏于活血，散结，常用痈疽未溃时。

用量用法 3~9克。

使用注意 痈疮已破者及孕妇忌用。

附　　方 仙方治命饮：银花15克，陈皮、当归、防风各2克，白芷、甘草、天花粉、贝母、乳香各3克，没药、角刺各1.5克，穿山甲（炮）3片，好酒煎服。一切痈疽肿毒初起未溃者。（《校注妇人良方》．薛己）

五灵脂

五灵性温入肝经，心腹胁肋诸痛灵。
破血生用止血炒，血虚无瘀不宜饮。

功　　效 活血祛瘀、通经止痛。

主　治　胸胁脘腹刺痛、妇人经闭、痛经、产后~~~~~~、~~~~~~肿痛、虫蛇咬伤、小儿食积腹痛。前人曾有记载，炒用能~~~~~~时发时止、多年难愈。

现代研究　五灵脂有缓解平滑肌痉挛的作用。

用量用法　3~9克。

附　　方　失笑散：五灵脂、蒲黄各10克，共炒研细粉，每服2~3克，每日3回，黄酒和水送服。治瘀血停滞、心腹刺痛、产后恶露不行、月经不调、小腹急痛等。（《太平惠民和剂局方》．太平惠民和剂局）

苏　木

> 苏木辛咸且性凉，三阴血分去风强。
> 产后血晕兼肠满，心腹绞痛跌扑伤。

功　　效　活血祛瘀、消肿止痛。

主　治　气滞血瘀、癥瘕痞积、痛经闭经、产后瘀血、心腹绞痛。

辨　　议　苏木行血，长于祛风，多用破血，少用和血；红花行血，长于破瘀，多用破血，少用养血。苏木行血通经，兼能止痛消肿；茜草行血通经，兼能止血（炒用）。

用量用法　3~9克，特殊可用至15~30克。

附　　方　延胡索6克，苏木、山楂肉、当归各10克，红花3克，五灵脂8克，水煎至200毫升，每日3回分服。治月经痛及产后阵缩（古称"儿枕痛"）。（《现代实用中药》．叶橘泉）

…性平，通经活络风湿宜。

…胀痛，经通乳下肿消奇。

…肿、利水下乳。

…汁、水肿胀满、肢节疼痛、麻木拘急、

…，下乳力较强，治乳房胀痛，还有利水

消肿、…　山龙祛风活络、通经下乳，兼能化痰止咳。

用量用法　6~12 克。

使用注意　孕妇忌用。

附　　方　葛根 60 克，银花藤 45 克，丝瓜络 15 克，路路通 12 克，水煎分 3 回服，每日 1 剂。治热痹，湿热痹。（《实用中医内科学》，王永炎、严世芸）

瓦楞子

瓦楞子味咸性平，软坚散结消癥瘕。
消痰祛瘀无名肿，泛吐酸水和胃宜。

功　　效　软坚散结、消痰祛瘀、止酸治胃。

主　　治　癥瘕癖痞、老痰积块、无名肿物、泛酸胃痛。

辨　　议　瓦楞子软坚散结，消痰积而治胃痛；乌贼骨通血脉，祛寒湿而治腹痛。瓦楞子治胃痛是由于制酸祛瘀的作用；延胡索治胃痛是由于活血行气的作用。

用量用法　6~9 克，也可用至 12~18 克，生用要打碎先煎。

使用注意　经常大便干结者不宜用。

附　　方 瓦楞子（醋煅 7 次）270 克，乌贼骨 180 克，广陈皮（炒）90 克，研细末，每日 3 回，每回服 6 克，温水送服。治胃痛吐酸水。

（经验方）

卷　柏

卷柏性平破血荣，通经癥瘕并血淋。
炙温止血肠风证，妊妇还须仔细详。

功　　效 活血祛瘀、通利经脉。

主　　治 癥瘕痞块、消肿止痛、痛经闭经、损伤跌打、瘀肿疼痛。

辨　　议 卷柏与侧柏叶均能止血。侧柏叶性寒，凉血止血，用于血热妄行之出血；卷柏性温，活血止血，用于血寒瘀滞之出血。功效虽同，机理各异。

用量用法 5~10 克。

使用注意 孕妇禁用。

附　　方 卷柏 100 克，地榆、侧柏叶各 60 克，棕榈皮（棕毛）40 克，皆烧存性，研细末，每服 1~2 克，每日 3 回，餐前温水送服。治内痔出血、直肠出血（古称肠红）、异常子宫出血（崩漏）。（《是斋百一选方》．王璆）

榆白皮

榆皮性滑入膀胱，烧伤止血水肿长。
湿热五淋疗肿痛，不眠痰嗽秃疮良。

功　　效 利水通淋、解毒消肿、止血。

主　　治 小便带血涩痛、妇人流产出血、失眠。外用于烧伤烫伤。

现代研究 叶橘泉认为，榆白皮含淀粉、黏液质等，为缓和黏滑性利尿剂及缓下剂，并有祛痰作用，治大小便不利、利尿道、滑胎、齁喘，捣研敷癣疮。

用量用法 6~10克。外用适量。

使用注意 脾胃虚寒者慎用。

附　方 榆白皮12克，水300毫升，煎至100毫升，每日2回分服，早晚各1回。治喘息、咳嗽、痰黏咳不出者。（经验方）

马鞭草

马鞭草苦性微寒，破血通经去胀宽。
用治痈疮阴肿证，杀虫兼治癥瘕安。

功　效 清热解毒、活血散瘀、利水消肿。

主　治 湿热黄疸、水肿臌胀、癥瘕积块、赤白痢疾、痈肿疮毒、白喉喉痹、妇人经闭。

辨　议 马鞭草茎叶与根的功效有所不同。茎叶为通经药，促分娩后胎盘的剥离，以及产后排泄物久滞、月经困难等，并有驱虫消胀之效；根用于赤白痢疾、慢性疟疾、水肿、臌胀等，并有泻下作用。

用量用法 6~10克。

使用注意 孕妇忌用。

附　方 马鞭草、生地黄各8克，当归6克，牡丹皮5克，红花3克，水煎服。治月经困难。（《现代实用中药》·叶橘泉）

芸薹子

芸薹子叶即油菜，散血辛平去红肿。
捣贴游风丹毒证，乳痈痔漏内生虫。

功　　效　行气破血、消肿散结。

主　　治　产后血滞腹痛、血痢、肿毒、痔漏。

现代研究　芸薹子含植物油量多，有润肠通便功效；有抗菌作用，对革兰氏阳性菌有一定抑制作用。另外，在褥垫中装入干燥芸薹子，有减轻或避免受压、防止局部刺激、促进血液循环的作用，对褥疮护理具有临床上的积极效果。

用量用法　5~10 克。外用适量研末或榨油涂。

附　　方　芸薹子 120 克为末，用好酒面糊丸，梧桐子大，每服 30~50 丸，温酒送下，日进 1 服。治痔漏肠风。（《普济方》.朱橚、滕硕、刘醇等）

凌霄花

凌霄花味酸微寒，血热崩淋血闭安。
伏火能除风痒止，宽肠去瘀治何难。

功　　效　化瘀散结、清热凉血、祛风止痒。

主　　治　血瘀引起的四肢麻木、关节疼痛、月经失调、经血不畅、风疹发红、痤疮酒渣鼻。

辨　　议　凌霄花主泻血热、破瘀血，治月经闭止、小腹胀痛、产后乳肿，并治崩中带下，有清血消炎之功；玫瑰花行气解郁、柔肝醒脾、和血理气，治风痹，具有收敛性。

用量用法　3~6 克。

使用注意　孕妇及气血虚弱者忌服。

附　方　凌霄花、当归各10克，红花、川芎各5克，延胡索、五灵脂各8克，水煎至200克，冲黄酒少许，每日3回热服。治月经困难、月经痛。（《现代实用中药》．叶橘泉）

虻　虫

虻虫味苦且性凉，破血逐瘀跌打伤。
癥瘕痞块月经闭，行遍经络血脉通。

功　效　破血逐瘀、消癥通经。

主　治　瘀血癥块、跌扑损伤、瘀血肿块、血瘀经闭。

辨　议　虻虫与水蛭均有破血逐瘀作用。虻虫破血力较水蛭更猛峻，遍行经络、通利血脉，服后即可致泻，但逐瘀效果不如水蛭稳；水蛭药力较缓而作用持久，偏入肝经、膀胱经，逐瘀效果较好。

用量用法　1~3克，水煎或研末服。

使用注意　孕妇与无瘀血证者忌用。体弱者慎用。

附　方　虻虫、水蛭、甘草各10克，干漆8克，共为细粉，炼蜜为丸，如赤豆大，每日3回，每回2克，开水加黄酒50%送服。治子宫肌瘤、血肿、月经闭止。（《现代实用中药》．叶橘泉）

土鳖虫

土鳖味咸而性寒，破瘀通经消癥瘕。
经闭不通干血痨，续筋接骨跌打伤。

功　效　破瘀血、消癥瘕、续筋接骨。

主　治　瘀血不通、妇人闭经、积聚痞块、肌肤甲错、干血痨证、跌扑损伤、筋骨断裂。

辨　　议　土鳖虫破血，搜剔血积，接补筋骨折伤又为其专能；虻虫破血，遍行经络，能祛除真气运行难到之处的瘀血。

用量用法　1.5~4.5 克。

使用注意　孕妇及无瘀血者忌用。

附　　方　下瘀血汤：土鳖虫 20 只（炒去足），桃仁 20 粒（研如泥），大黄 20 克，研末，烧酒研为丸 4 粒，每服 1 粒，用黄酒合水 200 毫升，煎 1~2 沸，滤去渣，每日分 2 回分服。治妇人瘀血、经闭腹痛。现用于治疗肥厚性子宫内膜炎、月经困难、痛经。（*仲景方*）

水　蛭

水蛭味苦咸性平，破血活瘀散结灵。
经闭癥瘕出血证，脉管血栓能破凝。

功　　效　破血活瘀、通脉散结。

主　　治　妇人闭经、癥瘕积聚、伤寒出血、喜忘狂躁。

辨　　议　水蛭苦咸入血分，其破血逐瘀作用较峻猛，临床多用于血瘀经闭、癥瘕积聚，对跌打损伤瘀血之证亦可配合使用；地鳖虫除用于治妇女瘀血经闭、产后瘀滞腹痛及瘀血阻滞而致的癥积痞块（含肝硬化、肝脾肿大）外，尚能续筋接骨，为伤科常用药物，尤多用于骨折筋伤、瘀血肿痛促进骨折愈合，强筋止痛。

现代研究　水蛭含有水蛭素，能延缓和阻碍血液凝固，从而有抗凝血作用。

用量用法　1.5~3 克，水煎服，或 0.6~1.8 克，为细粉，装胶囊服用。

使用注意　水蛭破血力猛峻，孕妇及无严重瘀血者均忌用。

附　　方　夺命散：水蛭炒黄为细末 20 克，大黄、牵牛子各 80 克，共研细末，每服 7 克，热黄酒冲服。治跌打损伤、瘀血凝滞、心

腹胀痛、大小便不通欲死者。（《严氏济生方》·严用和）

血　竭

血竭甘平入厥阴，生新去瘀内伤灵。
外科止痛生肌肉，跌打痈疮敛口良。

功　效　行瘀止痛、止血生肌。

主　治　瘀血疼痛、跌仆损伤、刀伤出血、溃烂不合、痔疮疼痛。

辨　议　七厘散（由血竭、乳香、没药、红花、儿茶、麝香、冰片、朱砂组成）中含有血竭，为跌打损伤的疼痛常用成药，临床上对抑制心绞痛或心梗的疼痛也有效果，外科多用。

用量用法　内服每回 0.6~2.5 克，每日 2 回，为丸剂或装胶囊中吞服，外用适量即可。

使用注意　血竭性急，不可多用、久用。

附　方　血竭 2 克，蒲黄 1 克，共研细末，外用于局部出血处，为止血药。治鼻衄、刀伤、牙龈出血。（经验方）

鸡血藤

鸡血藤味苦甘温，手足麻木难屈伸。
关节酸痛风湿痹，血虚萎黄及调经。

功　效　补血益肝、通经活络、调经止痛。

主　治　血虚萎黄、肢体痹痛、关节疼痛、妇人闭经。

辨　议　鸡血藤与当归均有活血补血、调经止痛功效。鸡血藤有通经活络的作用，可用于风湿痹痛、肢体麻木等症状；当归还有润肠通便的作用，故能治疗老年人便秘。

用量用法 10～15 克。

附　　方 鸡血藤 20 克，杜仲、生地黄各 15 克，香加皮 10 克，水煎至 200 毫升，去渣，每日 3 回分服。治老人血管硬化、腰背神经痛。（《现代实用中药》，叶橘泉）

┃炮　姜┃ 炮姜味苦性温中，止血生新去瘀通。
脏腑沉寒祛痼冷，消痰定喘助阳功。

功　　效 温中散寒、温经止血。

主　　治 虚冷腹痛、虚寒泄泻、吐血衄血、崩漏带下。

辨　　议 炮姜偏于温经止血，偏治小腹、脾肾之寒；干姜偏于治胃脘、脐腹、心肺之寒。

用量用法 0.6～3 克。

附　　方 生化汤：当归 9 克，炮姜 1.5 克，川芎 4.5 克，桃仁（去皮、尖、炒、研）7 粒，益母草 3 克，水煎服。治产后宫缩不良、胎盘残收、恶露过多、出血不止、少腹冷痛。（《医学心悟》，程国彭）

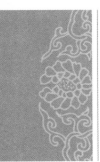

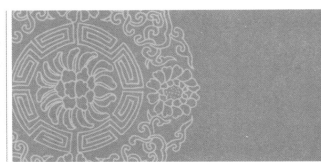

化瘀止血药

三 七

三七甘温散血良，疗疮定痛扶痛伤。
崩中吐衄兼痈肿，此药行军第一强。

功　　效　止血、散血、消肿、止痛。

主　　治　咯血、吐血、衄血、尿血、妇人崩漏、月经量多、周身疼痛、跌打外伤、肿痛出血。

辨　　议　三七与白及均能止血。三七则可用于一切出血；白及偏于肺胃出血，如咯血、吐血。三七为末外用，能黏合伤口，散瘀消肿而止血，并有很好的止痛作用；乌贼骨为末，外掺于伤口处能止血，其作用是收敛止血。

现代研究　三七温浸液能缩短血液凝固时间，起止血作用。三七中所含的三七皂苷有强心作用，而且在低浓度时对血管有收缩作用，浓度高时对血管有扩张作用。

用量用法　一般不作煎剂用，常为粉末温开水送服或随药冲服。用于止血，每回0.6~6克，每日2回；用于外伤、骨折，每回3~6克，每日2回。

附　　方　三七5克，研为细粉，每日2~3回，米汤送服。治外伤

性出血。（《现代实用中药》，叶橘泉）

侧柏叶

侧柏微寒正补阴，崩淋吐衄去风淫。
肠风尿血兼凉血，或炒或生用必斟。

功　效　益阴、凉血、止血。

主　治　各种出血。

辨　议　侧柏叶苦涩微寒，凉血止血兼养阴，治肺阴虚，痰中带血；白茅根甘寒，凉血止血并泻火。侧柏叶偏治上部出血；地榆酸寒收敛而止血，偏治下部出血。侧柏叶清血中湿热而止血；艾叶温通理血而止血。

现代研究　侧柏叶生用能缩短出血和凝血时间，炒炭后，凝血作用反较生用效果差。

用量用法　6~12克，重症也可用 15~30克。

附　方　四生丸：生地黄、生侧柏叶、生荷叶、生艾叶各等分，细切捣极烂为丸，如鸡子大，每日服 1 丸，水煎至渣服。治阳盛阴虚、热迫血行导致的吐血、咯血、衄血。（《妇人大全良方》，陈自明）

地　榆

地榆止血性微寒，用治下焦血热干。
吐衄肠风崩血痢，血虚痢疾莫轻谈。

功　效　清热、凉血、止血。

主　治　便血、血痢、血尿、崩漏、衄血、水火烫伤、痈疡肿毒、痔疮不敛。

辨　议　地榆与白及均能止血。地榆偏理下焦出血；白及偏理上焦出血。地榆炭与棕榈炭均能止血。地榆炭偏于下焦湿热性的大便出血；棕榈炭无论寒热出血均可应用。

现代研究　地榆有抗菌作用，但经高压消毒后，抗菌力下降，甚至消失；能缩短出血时间，对小血管出血有止血作用，其稀溶液作用更显著，对溃疡病大出血及烧伤有较好的疗效，并能控制感染而防止毒血证，减少渗出，促进新皮生长。

用量用法　6~15 克，止血炒炭用，治痈肿烧伤宜生用，重病可稍加大用量。

使用注意　虚寒性出血者慎用。

附　方　地榆 7 克，阿胶 3 克，大枣 30 克，甘草 2 克，水煎，每日 3 回分服。治各种出血。（《现代实用中药》·叶橘泉）

茜　草

茜草味苦通经荣，能消能止又能行。
吐血崩漏跌伤痛，风痹黄疸是芦茹。

功　效　行血活血止血、消瘀通经退黄。

主　治　血瘀经闭、吐血、衄血、咯血、漏下血崩、外伤肿痛出血、关节痹痛、黄疸。

辨　议　茜草与紫草均能行血活血。茜草偏于通经活血，兼治崩漏，便血；紫草偏于透发斑疹，兼通二便。茜草炒炭后止血作用优于紫草。

现代研究　茜草炭对家兔有缩短凝血时间的作用。

用量用法　6~9 克，特殊可用至 30 克。

使用注意　血虚少血者不宜用。

附　　方　四乌贼骨一芦茹丸: 乌贼骨 4 份, 茜草 1 份, 每服 3~6 克, 每日 2~3 回。治妇女血枯病、闭经、崩漏。（《黄帝内经·素问》. 不详）

仙鹤草

仙鹤草味苦性平, 收敛止血效力强。
湿热下利赤白带, 还能解毒消痈疡。

功　　效　凉血止血、解毒消痈。

主　　治　咯血、衄血、吐血、牙龈出血、便血、血痢、崩漏下血、热痢、疮疡痈肿、赤白带下。

辨　　议　仙鹤草也可用于异常子宫出血, 但没有活血祛瘀作用; 益母草用于异常子宫出血, 但兼能活血祛瘀。

现代研究　仙鹤草素能使血小板增加, 缩短凝血时间。

用量用法　15~30 克。

附　　方　仙鹤草 30 克, 大枣 10 枚, 水 1000 毫升, 煎至 400 毫升, 每日数回分服。治贫血衰弱。（经验方）

百草霜

百草霜烧百草烟, 伤寒阳毒发病狂。
诸般出血皆能止, 疟痢痈疮口舌咽。

功　　效　消虚火、败毒、生津止渴、养肺阴消炎。

主　　治　牙龈出血、鼻出血、妇女宫血增多、白带异常、月经不调、口舌生疮、咽喉肿痛、小儿积食, 以及辅助治疗疟疾、痢疾、黄疸。

辨　　议　百草霜即民间所说的锅底黑, 可以单独使用, 也可与其他药物合用，如与阿胶、当归等配制成中成药，对治疗妇科疾病、小儿积食有效。

用量用法 适量。

附　　方 百草霜2克，米饮调服，每日2~3回。治急性胃肠炎、肠鸣泄泻。(《千金要方》·孙思邈)

血余炭

血余微温入肾肝，崩淋吐衄各相安。
补阴去瘀通关窍，利便诸般煅过餐。

功　　效 收敛止血、活血化瘀。

主　　治 吐血、咯血、鼻衄、二便下血、血崩漏下、外伤出血。

辨　　议 血余炭、仙鹤草、棕榈，药性平和，都能收敛止血。血余炭，鼻出血吹之立止，也可以治疗其他出血证，还有利尿的作用；仙鹤草还能疗痈疮肿毒；棕榈炭长于止血。

用量用法 5~9克，研末冲服，外用适量。

附　　方 猪膏发煎：猪膏250克，血余炭如鸡子大3枚配成。上二味，和膏中煎之，发消药成，分作2回服，病从小便出。治黄疸、小腹急、大便秘结。(《金匮要略》·张仲景)

藕　节

藕节甘平散瘀良，除烦止渴润淋尝。
清心益胃兼凉血，吐衄诸般血证匡。

功　　效 活血消瘀、凉血止血。

主　　治 吐血、咯血、衄血、牙龈出血、尿血、便血、崩漏下血。

辨　议　藕节收涩止血之中兼有活血化瘀，而无留瘀之弊害，炒炭后止血作用更显著。

现代研究　藕节能缩短凝血时间。

用量用法　9~15克，鲜藕节可用至30~60克。

附　方　鲜藕节（切碎）、鲜茅根（切片）各90克，鲜小蓟根45克，煮汁常常饮之。旬日自愈。若大便滑者，茅根减半，再用生山药、细米各45克许，调入药汁中，煮作茶汤服之。治虚劳证、痰中带血。

（《医学衷中参西录》·张锡纯）

蒲　黄

蒲黄生用性通经，破瘀心疼利便淋。
炒黑崩中能止血，损伤跌打任君斟。

功　效　活血祛瘀、凉血通经。

主　治　吐血、衄血、咯血、血淋、妇人崩漏、经闭痛经、产后腹痛瘀块、跌打损伤肿痛、外伤出血。

辨　议　蒲黄外用于伤口可止血，与猪油调合可用于口舌生疮，皮肤湿疹。蒲黄活血化瘀，兼能凉血止血；五灵脂活血散瘀，偏于温散。

现代研究　蒲黄有收缩子宫作用。

用量用法　3~9克。

使用注意　血虚无瘀滞者慎用。

附　方　蒲黄散：蒲黄（微炒）60克，郁金（锉）90克，捣罗为散。每服6克，空腹时用米饮调下，每日3回。治瘀热凝结膀胱、尿血不止。

（《圣济总录》·赵佶）

白及

> 白及苦甘涩且收，能疗肺损复生周。
> 痈疮火灼肠伤证，去瘀生新跌打优。

功　　效　止血消肿、祛瘀生肌、补肺收敛。

主　　治　肺胃出血、疮口不收、外伤出血。

辨　　议　白及止血，能祛瘀生新，久用不至瘀；荷叶炭、棕炭等止血，因收涩太过，易血瘀、血滞。白及偏止肺胃出血、去瘀生肌；三七可止一切出血，散瘀定痛。白及止血之中兼能补肺收敛，生藕节止血中兼能养阴生津，此二药止血均不至瘀血。

用量用法　3~9克，如粉末吞服，每次1.5~4.5克，每日2~3次。

使用注意　不可与附子、乌头同用。

附　　方　二白汤：白及10克，白茅根8克，水600毫升，煎至200毫升，每日3回分服。治吐血。（《和汉药考》·小泉荣次郎）

大蓟、小蓟

> 大小蓟甘且性凉，咳吐漏血衄痈肠。
> 小蓟生用疗血尿，不如大蓟消肿良。

功　　效　凉血止血、散瘀消肿。

主　　治　衄血、咯血、吐血、尿血、女人崩漏、疮毒痈肿。

辨　　议　大蓟、小蓟与白茅根均为常用的清热凉血药，均有止血不留瘀之特点。大蓟、小蓟用于血热夹瘀的吐、衄、尿血及崩漏下血等，且擅长于治疗黄疸水肿、小便不利、痈肿疮毒；白茅根除用于血热妄行的多种出血证外，尚治热病所致的烦热口渴、胃火哕呕、肺热气逆咳嗽及热淋。小蓟炭用，凉血性弱，止血功强。

现代研究　大蓟、小蓟炒炭能缩短凝血时间而起止血作用。小蓟生用止血作用好，能收缩血管、缩短凝血时间，炒炭后反不如生用。小蓟还有利胆、降低胆固醇、降血压作用。

用量用法 3~15克，特殊情况可用至30克，炒炭后用量可稍小些，鲜品常用30~90克。

附　方 小蓟饮子：小蓟15~30克，炒蒲黄、生栀子各9克，藕节9~15克，滑石15克，木通、淡竹叶、当归各6克，生地黄30~60克，甘草4.5克。治下焦热结而成血淋。（《严氏济生方》，严用和）

槐　花

槐花纯阴善入肝，疏风泻热润肠宽。
肠风痔血除烦闷，湿毒阴疮泪止干。

功　效 凉血止血、清肝泻热。

主　治 肠风血痢、痔疮下血、吐血衄血、妇人崩漏、肝热目赤、头痛眩晕。

辨　议 槐花与地榆均味苦，性微寒，具有凉血止血之功效，治血热出血之证，对下部出血之痔血、便血有殊功。槐花常治于血热妄行之吐血、衄血、便血、痔血，对崩漏、带下病亦有效，对高血压及肝火偏旺而致的肝热目赤、眩晕头胀者，有清肝、明目、降压作用；地榆尤宜于下焦血热之下血鲜红，先血后便为主证者，以及崩漏下血色鲜红者，还尚有解毒敛疮之作用，外用于水火烫伤、疮疡肿毒等。槐花生用清肝火或保护血管，炒后用于止血。

现代研究 槐花能保护血管，降低血管脆性，辅助治疗高血压，减少高血压中风危险。

用量用法 5~10克。

附　方 槐花散：槐花（炒）、侧柏叶、荆芥（炒黑）、枳壳（炒）

等分为末，每服 9 克，米饮下。治肠风脏毒下血，即内痔出血、直肠出血、慢性赤痢、消化道溃疡出血。（《普济本事方》，许叔微）

艾 叶

艾叶辛温暖中宫，祛寒利气带崩中。
安胎开郁兼寒痛，吐衄三阴湿气通。

功　　效　温中祛寒、温经止血、温暖子宫、调经安胎。

主　　治　少腹冷痛、宫寒不孕、虚寒痛经、胎动不安、崩漏经多、妊娠出血、吐血衄血。

辨　　议　艾叶偏温中祛寒，温暖子宫；醋炙艾叶偏于安胎止血；艾炭主用于止血，可用至 15~30 克；艾绒用作艾卷或艾炷（针灸用）原料。

用量用法　2.5~6 克。

使用注意　阴虚有血热者不宜用。

附　　方　胶艾汤：艾叶、阿胶（烊化）各 12 克，生地黄、当归各 10 克，白芍 5 克，川芎 3 克，水煎服，分 3 回温服。治月经过多、损动胎气、血漏不止者。（海藏方）

白茅根

白茅根泻火崩中，益气消烦去瘀功。
利水补中兼吐衄，伤寒咯血肺家供。

功　　效　凉血止血、清热利尿。

主　　治　衄血、咯血、吐血、尿血、小便淋痛、肺热口渴、利尿。

辨　　议　白茅根清血中伏热，甘寒而止血；侧柏叶清血中湿热，

148

苦涩而止血。茅根炭偏于止血；生茅根偏于清热利尿、凉血；鲜茅根清热凉血的效果更好。白茅根的新尖（白茅针）可用于外科，治疗溃脓破肿。白茅的花（白茅花）治吐血、衄血，上焦血热出血的疾病优于白茅根；白茅根治尿血优于白茅花。白茅根与芦根均能清热。白茅根偏于清血分之热，并益胃止渴；芦根偏于清气分之热，且生津止渴。

现代研究　白茅根有明显的利尿作用，能缩短凝血时间，并能降低血管通透性，故有止血作用。

用量用法　6~18克，鲜者30~60克，单味可用至100~200克，白茅花、白茅针3~9克。

附　方　白茅根汤：白茅根500克（掘取鲜者去净皮与节间小根细切），用2000毫升水煮一沸，关火，候10多分钟，其根不沉水底，再煮一沸，其根皆沉水底，其汤即成。去渣，温服多半杯，日服5~6次，夜服2~3次，周12时。治内阳虚不能化阳，或湿热壅滞，致使小便不利、水肿，以及利尿、止血。（《医学衷中参西录》·张锡纯）

苎麻根

苎根散瘀味甘寒，大渴癫狂解热宽。
下血诸淋痈疽背，天行时疫七还丹。

功　效　凉血止血、清热安胎、止渴利尿、解毒。

主　治　咯血、吐血、衄血、血淋、便血、崩漏、紫癜、胎动不安、大狂、口干消渴、痈疮中毒、蛇虫咬伤。

辨　议　苎麻根与白茅根均有凉血止血、清热利尿、通淋的功效。苎麻根还具安胎、解毒之功，能治疗胎动不安、胎漏下血、痈疮肿毒、虫蛇咬伤；白茅根能生津止渴，清肺胃之热，治胃热呕吐、肺热咳嗽。

149

怀孕期间子宫出血有效，见效较慢。七还丹是曾传说中气功修炼的一种方法。

用量用法　6~15克（根茎1~2条）。

附　　方　生苎麻根（去外黑皮，切碎）30克，白术、阿胶各10克，水煎至200毫升，每日3回分服。治孕妇胎动不安、漏下红或黄色液、腹痛。（*经验方*）

花蕊石

花蕊石酸涩性平，肝经血分是专名。
能消瘀血下胎衣，扑打临危起死生。

功　　效　化瘀止血。

主　　治　吐血、咯血、外伤出血。

辨　　议　花蕊石涩而止血，具有化瘀、下死胎的功效；棕榈炭收涩止血，无化瘀功效。

用量用法　4.5~9克，研末冲服，外用适量。

使用注意　孕妇忌用。

附　　方　花蕊石50克，醋煅研，水飞为细末，每服1.5克，用新鲜童便1杯冲服。治跌打损伤、瘀血腹痛、吐血便血。（*《现代实用中药》，叶橘泉*）

伏龙肝

伏龙肝性乃辛温，燥湿温脾收敛功。
吐血便血兼崩带，降逆止呕腹泻强。

功　　效　温脾燥湿、降逆止呕、收敛止血。

主　　治　呕吐反胃、妊娠恶阻、腹泻不止、吐血便血、崩漏带下。

辨　　议　伏龙肝为土灶灶底部中心的焦黄土，功能温中止血、止呕止泻，治疗虚寒性胃肠出血、妊娠恶阻、呕吐不食，外用可治痈肿毒气、腋臭；百草霜为灶额及烟炉中的墨烟，其质轻细故谓之霜，有消积、止血、安胎、解毒等功效，主治食积不化、上下出血、妇人崩中带下、胎前产后诸病、黄疸、痢疾、咽喉口舌诸疮。

用量用法　3~60克，布包入煎；或用水搅浑，澄清后，沉淀入煎。

附　　方　黄土汤：伏龙肝100克（研细粉），生地黄、白术各10克，黄芩5克，附子3克，水500毫升，煎至200毫升，去渣，加阿胶15克，再煎，令溶化后，每日3回分服。治直肠出血。（《金匮要略》、张仲景）

棕榈炭

棕榈苦泄涩而平，止血烧灰性味留。
血蛔崩中兼带下，瘀阻留邪勿初求。

功　　效　收涩止血。

主　　治　吐血、衄血、尿血、便血、血淋、血痢。

辨　　议　棕榈炭苦涩收敛止血，偏于下部大出血，有涩肠固脱效力；艾炭暖子宫、通寒湿、理气止血，偏于异常子宫出血、崩漏带下。棕榈炭对有瘀血或瘀阻未尽者不适用；艾炭无收涩瘀滞的缺点。棕榈炭收涩止血，出血初起瘀阻未尽不宜用；侧柏叶益阴、凉血止血，血证初、中、末3期均可使用。

用量用法　6~12克，特殊可用至30~60克。

使用注意　出血初期不宜用，以免发生留瘀的弊害。

附　　方　陈棕榈毛、侧柏叶、当归、艾叶各10克，水煎至300毫升，每日3回分服。治异常子宫出血，古称"血崩"。（《现代实用中药》.
叶橘泉）

椿白皮

椿皮敛涩用皮舒，燥湿祛痹热气除。
久痢肠风崩带梦，香为椿树臭为樗。

功　　效　清热燥湿、收敛止带、止泻止血。

主　　治　赤白带下、湿热泻痢、久泻久痢、便血崩漏。

辨　　议　椿白皮与白鲜皮均能清热燥湿，用于治疗湿疹。椿白皮
清热燥湿之中又兼收涩之功，既治湿热泻痢、湿热带下，又治久泻
久痢，脾虚带下，还能收涩止血；白鲜皮清热燥湿之中兼能祛风解毒，
多用于湿疹、疥癣、湿热痹痛。

用量用法　6~10克。

使用注意　脾胃虚寒及崩漏带属于肾阴虚者忌用，孕妇、儿童慎用。

附　　方　固经丸：椿白皮12克，黄柏（炒）、香附各6克，黄芩
（炒）、白芍（炒）、龟甲（炙）各15克，上药为末，酒糊为丸。
每次50丸，空腹用温酒或白汤送服。治阴虚血热、月经先行、漏下
崩中、经色紫黑。（《丹溪心法》.朱震亨）

蓖菌子

蓖菌子味苦性温，散血通经善入肝。
风湿痹痛阳痿证，能祛产后血凝安。

功　　效　行瘀、祛湿。

主　　治　妇人血瘀经闭、产后停瘀腹痛、跌打损伤、腰腿骨节烦疼、

阳事不起。

◆**用量用法**　4.5~9克。

◆**附　　方**　蘼蒿饮：蘼蒿子（微炒）、熟干地黄（焙）、蒲黄（微炒）、当归（炒焙）各60克，上4味，精捣筛。每服9克，水煎去滓，空心、日午、临卧时温服。治妇人漏下，先多后少，日久不断。（《圣济总录》，赵信）

芜　菁

芜菁苦宽中益气，泻热清凉利水呈。
热毒疮疽生捣用，蜘蛛咬痛敷之平。

◆**功　　效**　祛痰清热、破血止血、解毒杀虫。

◆**主　　治**　乳蛾喉痹、衄血、血淋、皮肤痒疹、疔肿疮毒、虫蛇螫毒。

◆**辨　　议**　芜菁俗称"大头菜"，是一种营养很高的蔬菜。它含有蛋白质、水分、大量纤维及维生素，能促进消化及增加食欲，能降低血液中的胆固醇，有退热、疗便秘、止血止痛的作用。

◆**现代研究**　芜菁的苦味来自其含有的金鸡纳霜。金鸡纳霜可抑制体温中枢，使过高的体温迅速下降。

◆**用量用法**　3~6克。

◆**附　　方**　取芜菁根、叶，去土不用洗，和盐捣烂涂患处，药热即换。冬月只用根即可，患者应避风。治乳痈寒热。（经验方）

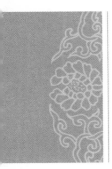

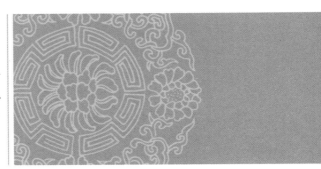

收敛药

山萸肉

山萸肉涩补精肝，秘气强阴五脏安。
涩精敛汗缩小便，头晕耳鸣强腰杆。

功　　效 滋补肝肾、敛汗益阴、缩泉涩精。

主　　治 腰酸腿软、头晕耳鸣、遗精早泄、月经过多、小便频数、虚汗不止。

辨　　议 山萸肉偏于滋肝肾不足之阴，敛阴阳欲绝之汗；五味子偏于敛肺经之耗散欲绝之气，收肾脏欲失之元阳。山萸肉与金樱子皆能固精秘气。山萸肉内兼收缩小便、收阴汗（阴部多汗）；金樱子兼收肺气、敛大肠。

用量用法 3～9克，急救虚脱20～30克。

使用注意 肾阳亢奋、下焦有热、小便不利者均不宜用。

附　　方 地黄饮子：山萸肉15克，干熟地黄12克，巴戟天、肉苁蓉、麦冬、五味、淡附、肉桂、石斛、茯苓、远志、石菖、薄荷各3克，生姜3片，大枣2枚，水煎温服。治下元虚衰，痰浊上泛之暗痱证。

（河间方）

赤石脂

赤石脂温性涩收，调中止血下焦周。
崩漏泻痢兼肠癖，带浊痈疽痔瘘求。

功　　效　涩肠止泻、生肌敛疮、疗崩止血。

主　　治　久泻久痢、崩漏带下、便血不止、疮疡不敛、湿疹脓溢。

辨　　议　赤石脂偏治崩漏便血，花蕊石偏治咯血。

现代研究　赤石脂对发炎的胃肠黏膜有保护作用，减少异物刺激，吸附炎性渗出物使炎症缓解，对胃出血也有止血作用。赤石脂亦能吸附消化道的毒物，如汞内服中毒时，可防止毒物吸收。

用量用法　9~15 克，重症可用至 30 克。

使用注意　大肠有实邪者禁用，孕妇慎用。久服使食欲减退。

附　　方　赤石脂禹余粮汤：赤石脂、禹余粮各 30 克，水煎服。治久利滑脱、下元不固者。（*仲景方*）

禹余粮

禹余粮甘涩微寒，手足阳明血分呈。
崩中漏下赤白带，久泻久痢便血宜。

功　　效　涩肠止泻、宁血止痢。

主　　治　久痢久泻、赤白带下、异常子宫出血、大便下血。

辨　　议　禹余粮与赤石脂功用略同，涩肠、止痢、止血。禹余粮甘咸性寒；赤石脂甘酸性温。

用量用法　同赤石脂。

使用注意　同赤石脂。

附　　方　禹余粮、针砂各 100 克，放铁铫内，煅红醋淬，再煅再淬，以酥为度，研极细末，大枣肉打糊为丸，如绿豆大，每服 10 丸，每日 3 回，渐加至每回 30 丸，以胃能忍受为度。治贫血萎黄病、水肿。

（经验方）

乌 梅

乌梅敛肺并温脾，止渴生津解酒宜。
久嗽祛虫清热毒，涩肠反胃骨蒸治。

功　效　涩肠止泻、敛肺止咳、生津止渴、安蛔止痛。

主　治　久泻不止、滑肠久痢、虚热消渴、蛔虫腹痛。

辨　议　乌梅与山楂均味酸。乌梅酸涩收敛，能敛肺涩肠；山楂不涩不收，能消积破气。

现代研究　乌梅对金黄色葡萄球菌、铜绿假单胞菌，以及多种肠道致病菌、结核菌及皮肤真菌有抗菌作用。对肠炎、菌痢等有效，有使胆囊收缩、促进胆汁分泌的作用，对治疗胆道蛔虫、疟疾、钩虫病有效。

用量用法　1~4.5 克，特殊可用至 6~9 克。

附　方　乌梅丸：乌梅肉、细辛、梧枝、川椒各 3 克，人参、附子各 1 克，黄柏、当归各 4 克，黄连、干姜各 2 克，水煎服。治蛔虫、心腹痛、久痢。（仲景方）

诃 子

诃子开声敛肺肠，调中止泻脱肛尝。
崩中止泻消痰火，腹痛肠风泻痢良。

功　效　涩肠、敛肺下气、调中、化痰开声。

主　　治　久泻久痢、妇人带下、胎漏、崩漏、久咳无痰、气短声哑。

辨　　议　诃子主要用于涩肠止泻，金樱子主要用于收涩固精。诃子止久痢、下血，苦多酸少，故又能下气，降肺火；乌梅止久痢、下血，兼能生津止渴、杀虫。诃子生用行气消胀，保肺清痰；煨熟则温胃固肠。诃子皮可用于久嗽、喘逆、久泄，涩性更著。

现代研究　诃子对白喉棒状杆菌、志贺菌、铜绿假单胞菌、肺炎双球菌、金黄色葡萄球菌，溶血性链球菌等有抑制作用，对肠道有收敛作用，可用于痢疾，口含治疗喉炎。

用量用法　3~9克。

使用注意　有咳嗽、痢疾初起及肺有实热、湿热泻痢、火冲气喘等症者均忌用。

附　　方　咯血方：诃子肉、瓜蒌仁、浮海石、山栀子、青黛（水飞）等分为末，蜜丸噙化。治咳嗽痰血。（《丹溪心法》．朱震亨）

五味子

五味酸温敛肺津，补虚明目涩精珍。
强阴退热兼虚嗽，止渴消烦敛耗神。

功　　效　敛肺补肾、养心敛汗、生津止渴。

主　　治　久咳气短、虚弱汗出、遗精遗尿、失眠心悸、易惊多梦、伤津口渴、久泻脉弱。

辨　　议　五味子与山萸肉均能止汗。五味子兼能收养心肺之气及肾中耗散欲脱之气；山萸肉偏于滋养肝肾之阴。五味子酸收入肾固精，兼能敛肺止嗽；金樱子酸涩入肾固精，兼涩肠止泻。做补药熟用，治咳嗽生用。

现代研究　五味子对金黄色葡萄球菌、表皮葡萄球菌、肺炎球菌、伤寒杆菌、霍乱弧菌、铜绿假单胞菌有抑制作用；有兴奋子宫平滑肌的作用，故可增强产妇的分娩能力；对降低肝炎恢复期氨基转移酶高而久不恢复者的氨基转移酶有一定疗效。

用量用法 1.5~9 克。

使用注意 有阳亢、实热、痧疹扬起者禁用。

附　　方 五味子 60 克，吴茱萸（汤泡 7 次）15 克，二药同炒香，为末，每日 3 回，陈米饮送服 2 克。治五更泄泻。（*许叔微方*）

海螵蛸

螵蛸即是目鱼梁，血脉能通去瘀强。
血瘕血崩兼血闭，血结腹痛一磨平。

功　　效 通血脉、活经络、补肝血、祛寒湿。

主　　治 止血、止带、消癥、止酸。

辨　　议 海螵蛸与龙骨均有收敛作用。海螵蛸则收敛之中兼有化瘀之力；龙骨收涩呆滞。

现代研究 海螵蛸含钙质和胶质，是良好制酸剂和止血剂，既可内服又可外用。

用量用法 3~9 克，作散剂吞可用 0.2~3 克，内热有表证者不宜用。

附　　方 海螵蛸磨细粉（愈细愈好）每回 1~2 克，白及 10~20 克，煎汤送服，每日数回。治胃出血、肺出血。（*《现代实用中药》.*

叶橘泉）

桑螵蛸

螵蛸生时寄于桑，补肾缩泉固精当。
白浊遗精小便频，湿热崩淋莫轻餐。

功　效　补肾、固精、缩小便。

主　治　遗尿或小便频数、遗精、尿白浊。

辨　议　桑螵蛸、益智仁、覆盆子、台乌药均有缩小便的作用。桑螵蛸固肾而缩小便；益智仁补脾肾，涩精、缩小便兼摄涎唾；覆盆子补肝肾，固精气，性味酸涩而缩小便；台乌药温膀胱冷气，顺膀胱逆气而治小便频数。海螵蛸通经、活血、止腹痛、制胃酸，桑螵蛸补肾、固精、治遗精、缩小便。

用量用法　4.5~9克。

使用注意　阴虚火旺、膀胱有热者忌用，急性泌尿系统感染的尿频数者不宜用。

附　方　桑螵蛸散：桑螵蛸、人参、茯苓、龙骨（煅）、龟甲（煅）、当归等分为末，临卧6克，人参汤送下。治小便数短，能安神魂、补心气、疗健忘。（*寇氏方*）

覆盆子

覆盆子甘酸微温，滋补肝肾固精中。
目昏遗尿又频数，遗精早泄可回春。

功　效　补肝肾、固精、缩小便。

主　治　肝肾不足、两目昏花、遗精早泄、小便频数、遗溺尿床。

辨　议　覆盆子与金樱子均能治遗精、滑精。覆盆子能治遗尿、小便频数；金樱子兼能治泄泻、久痢、大便频数。

用量用法　4.5~9克。

使用注意 小便不利、尿道涩痛及性功能亢进者忌用。

附　　方 五子衍宗丸：菟丝子、枸杞子各 240 克，五味子 30 克，覆盆子 120 克，车前子 60 克，蜜丸，每次 6~9 克，每日 2~3 回。如改为汤剂，水煎服，每日 2 回，各剂量按比例酌减为常用量。治肾虚遗精、早泄、阳痿、小便淋漓不尽、无子、闭经、带稀、腰酸、夜尿。（《证治准绳》.王肯堂）

金樱子

金樱酸涩肾与脾，秘气坚肾治精遗。
泻痢肠风皆能治，阴虚有火不相宜。

功　　效 补肾秘气、涩精缩尿、固肠止带。

主　　治 梦遗滑精、遗尿尿频、久泻久痢、崩漏带下。

辨　　议 金樱子肾气固精，治无梦遗精；莲须清心固精，治有梦遗精。

现代研究 金樱子可使肠壁黏膜收缩、分泌减少，故有止泻作用。

使用注意 心肾有实火邪热而致遗精、尿痛、尿频者忌用。

附　　方 金樱子、山药各 15 克，覆盆子、桑螵蛸、莲须各 10 克，水煎至 200 毫升，每日 3 回分服。治夜尿症。（《现代实用中药》.叶橘泉）

肉豆蔻

肉蔻辛温燥涩肠，舒脾益胃启痰良。
调中下气兼虚泻，冷积能祛解酒浆。

功　　效 燥脾、暖胃、涩肠。

主　治　脾胃虚寒、久泻久痢、饮食不化、食欲不振、脘腹胀痛。

辨　议　肉豆蔻与益智仁均能燥脾。肉豆蔻偏于脾虚泄泻，并能温胃行气；益智仁偏于脾湿多涎，并能补肾缩小便而治遗尿。肉豆蔻与补骨脂均治泄泻。肉豆蔻温脾燥湿而治脾虚寒所致的肠滑便泻；补骨脂补肾阳而治肾虚寒所致的大便溏泻。

用量用法　1.5~9 克。

使用注意　有实热邪火者忌用。

附　方　加味七神丸：肉豆蔻（面裹煨）、吴茱萸（去梗后汤泡7次）、广木香各 30 克，补骨脂（盐酒炒）、车前子（去壳蒸）各60 克，白术（陈土炒）120 克，茯苓（蒸）760 克。大枣煎汤迭为丸，每服 9 克，开水送下。治五更天明，依时作泻。（《医学心悟》．程国彭）

五倍子

五倍味酸涩性收，敛汗化痰功相佯。
脱肛久痢疗溃烂，咳嗽能止便血瘰。

功　效　敛肺泻火、涩肠止泻、止血收汗、除湿敛疮。

主　治　肺热咳嗽、肺虚久咳、久泻不止、久痢不愈、出汗便血、疮疡不收、皮肤溃烂。

辨　议　五倍子与诃子均能敛涩止血。五倍子性寒，诃子性温。

用量用法　3~6 克，外用适量。

附　方　五倍子 5 克，苦参 10 克，赤石脂 8 克，煎至 200 毫升，去渣，温洗局部。治痔肿、脱肛。（《现代实用中药》．叶橘泉）

罂粟壳

粟壳微寒固肾优，遗精泻痢脱肛求。
心疼腹胀筋兼骨，久嗽能疗性涩收。

功　　效　敛肺止咳、涩肠止泻、镇痛止血。

主　　治　久咳、久泻、久痢、脱肛、便血、脘腹疼痛。

用量用法　3~6克。

使用注意　会上瘾，不能滥用、久服。

附　　方　罂粟壳1枚（去蒂膜），乌梅肉、大枣肉各10枚，水煎至200毫升，温服。治泄泻不止。（*经验方*）

白　果

白果甘苦性涩收，能疗喘嗽肺家优。
除痰滞浊消哮证，小便频数遗溺求。

功　　效　收肺益气、定喘止咳、止带缩尿。

主　　治　咳嗽喘促、男子白浊、女子带下、小儿遗尿、小便频数。

辨　　议　白果收肺益气，偏于痰喘兼咳者；五味子温收肺气、纳气归肾，偏于久嗽兼喘者。

用量用法　1.5~9克。

使用注意　白果不可使用过大量，以免中毒。

附　　方　定喘汤：白果20克，麻黄3克，苦杏仁、苏子、款冬花各10克，半夏、黄芩各5克，桑白皮15克，甘草4克，水煎服。治哮喘咳嗽、慢性支气管炎。（*《太平惠民和剂局方》，太平惠民和剂局*）

麻黄根

麻黄根味甘性平，自汗盗汗均相宜。
腠理不固自汗出，阴虚内热盗汗尝。

功 效 止汗固表。

主 治 自汗盗汗。

辨 议 麻黄根与麻黄虽出自同一物，但因部位不同，其性味不同，功效正好相反。麻黄根其质较重，善于重坠下降、收而不散，有止汗专功，无论气虚自汗或阴虚盗汗均可应用，但重者须随证配伍，如气虚配黄芪、白术，阴虚配五味子、牡蛎等；麻黄其质轻扬，善于发散上升，有发汗解表、宣肺平喘、利水消肿的功效，治疗发热恶寒、身痛无汗、脉浮紧的表实证。

用量用法 6~9克。

附 方 牡蛎散：牡蛎（煅、研）、浮小麦各10克，黄芪、麻黄根各4克，水煎至200毫升，每日数回分服。治阳虚自汗。（《丹溪心法》，朱震亨）

浮小麦

浮小麦味甘性凉，取其于瘪水面浮。
潮热盗汗津液损，养心除烦自汗收。

功 效 益气养心、甘凉止汗。

主 治 自汗盗汗、骨蒸劳热。

辨 议 浮小麦去心经虚热而止汗；麻黄根固腠理而止汗；小麦养心除烦，无止汗作用。

用量用法 9~30克。

附　方　浮小麦 30 克，生黄芪 10 克，防风 5 克，水煎服。每日 3 回分服。治多汗症。（《现代实用中药》．叶橘泉）

莲　须

> 莲须性平味甘涩，固肾清心益血灵。
> 吐衄崩漏遗梦泄，妇人带下又专精。

功　效　固肾涩精、止带利尿、清心止血。

主　治　遗精早泄、妇人带下、小便频数、崩漏吐血。

辨　议　莲须偏于固肾涩精止漏；石莲子偏于清心利湿止泻。

用量用法　3~4.5 克。

附　方　治浊固本丸：莲须、猪苓、黄连各 18 克，甘草（炙）2.1 克，黄柏、益智仁、砂仁、半夏、茯苓各 9 克，莲子为丸，梧桐子大，开水送服 100 丸。治胃中湿热、渗入膀胱、下浊不止。（《医学正传》．虞抟）

石榴皮

> 石榴皮涩性坚肠，泻痢崩中带浊良。
> 下血脱肛兼驱虫，榴花治衄鼻吹扬。

功　效　涩肠止泻、收敛止血、杀虫。

主　治　久泻久痢、脱肛便血、崩漏带下、蛲虫病、绦虫病。

辨　议　石榴皮与贯众均有止血、杀虫的功效，能治疗便血、崩漏，驱绦虫、蛔虫。石榴皮用于虚寒久泻、痢疾、脱肛、便血、崩漏，是以收敛而止血、止泻；贯众清热解毒，治疗风热感冒、热毒皮疹，以及因血热引起的咯血、便血、崩漏，是以凉血而止血。

用量用法 3~9克。

附　　方 干石榴根皮 20 克，水煎，分 3 回服，每 0.5 小时 1 回，药后 4 小时再服盐类下剂泻之。绦虫驱除方。（《现代实用中药》.叶橘泉）

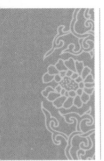

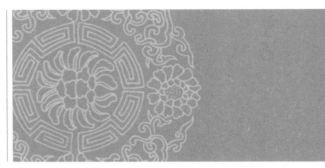

安神药

朱 砂

朱砂有毒且性寒，定魄安魂杀鬼丹。
止渴安胎明目用，除惊益智镇心肝。

功　　效　清心解毒、重镇安神。

主　　治　惊悸、癫狂、失眠、小儿惊风、视物昏花、疮痈疔肿、喉痹口疮。

辨　　议　朱砂镇心降火，偏治心经邪热、神昏谵妄；生铁落重镇心肝、坠痰下气，偏治癫狂善怒。朱砂主要镇惊清热；珍珠母主要养心阴、降心火。

现代研究　朱砂可降低大脑中枢神经兴奋性，有镇静作用。

用量用法　0.3~0.9克，随汤药冲服，重症时可用到 1.5~2.5 克。

使用注意　朱砂不得直接见火，不可过量，不可长期服用，以免中毒。

附　　方　辰州朱砂、牛黄各1克，全蝎2克，共研细末，每服 0.2~0.5克，每日3回，凉开水送服，小儿酌减。治小儿夜啼、惊搐。（《现代实用中药》，叶橘泉）

琥　珀

琥珀甘性平定心，安魂定魄治邪侵。
宁神祛瘀生肌肉，下达膀胱利五淋。

功　　效　镇惊安神、利水通淋、活血散瘀。

主　　治　心悸惊痛、失眠多梦、小便不利、淋漓茎痛、妇人闭经、瘀血腹痛、腹中积块、创伤出血。

辨　　议　琥珀镇惊通窍而安神；朱砂重镇清热而安神。琥珀镇惊通窍而安神，兼能利水而通淋；珍珠母镇心平肝而安神，兼能去目翳、消疮口。

用量用法　0.3~2.5克，随汤药冲服。

使用注意　凡阴虚内热、津液不足而尿少、小便不利者不可用。

附　　方　琥珀散：滑石6克，琥珀、木通、萹蓄、木香、当归、郁金（炒）各3克，为末，开水送服。治气淋、血淋、膏淋、砂淋。

（《普济本事方》．许叔微）

珍　珠

珍珠感月化成胎，生肌敛口耳聋来。
点目祛惊兼拔毒，护颜润肤少年时。

功　　效　安神定惊、明目退翳、解毒生肌。

主　　治　惊风癫痫、心悸失眠、目生翳障、久疮不敛。

辨　　议　珍珠味甘，归属安神药类，重在镇惊安神，多用于治疗神态失常的惊风、癫痫及心神不宁和心悸失眠，另具有敛疮、吸湿、生肌作用，较珍珠母为强；珍珠母功效重在平肝潜阳、清肝明目，归属潜阳类，多用于肝阳上亢、肝火上攻所致的头晕目眩，另外，珍珠母具有安神作用，与珍珠相比，珍珠母无生肌效果，敛疮吸湿作用又薄弱。

用量用法　0.1~0.3 克，多入丸、散，外用适量。

附　　方　珍珠粉、牛黄各 10 克，混合同研细粉，每回 0.5 克，每日 3 回，温水送服，小儿可酌减分量。治小儿痉挛、惊痫、咽喉、扁桃体炎、口腔炎，作撒布剂。（*经验方*）

牡　蛎

牡蛎涩收性微寒，遗精止汗带溺遗。
解渴消痰癥瘕疬，益阴潜阳失眠同。

功　　效　益阴潜阳、清热解渴、软坚散结。煅用缩小便、止带下。

主　　治　惊悸不寐、遗精遗尿、头晕耳鸣、自汗盗汗、妇人带下、癥瘕瘰疬、胃痛胃酸。

辨　　议　牡蛎咸而化痰，偏于软坚散结，治瘰疬、痰核、散癥瘕；海蛤粉咸而化痰，偏治咳嗽、痰黏、不稠、不易咳出者。

现代研究　牡蛎含钙，配合苍术可治小儿钙质缺乏的佝偻病等。

用量用法　9~30 克，煅牡蛎用量宜小些。入药煎，先煎。

附　　方　消瘰丸：玄参 10 克，贝母 6 克，生牡蛎 15 克，水煎服。治瘰疬。（*《医学心悟》. 程国彭*）

龙　齿

龙齿甘涩凉镇心，安魂定魄除烦眠。
儿童惊痫多专用，大人癫狂惊疾钦。

功　　效　镇惊安神、除烦惊悸。

主　　治　惊痫癫狂、心悸怔忡、心烦失眠。

辨　议　龙齿与龙骨作用大致相同。龙齿安神镇惊作用大于龙骨；龙骨固涩下焦精气的作用大于龙齿。

用量用法　9~15克，生龙齿可用至 20~30 克，煅龙齿用量不宜大。打碎，先煎。

附　方　安神定志丸：茯苓、人参、远志各 30 克，石菖蒲、龙齿各 15 克，炼蜜为丸，如梧桐子大，辰砂为衣，每服 6 克，开水送下。治惶恐不安，梦中惊跳怵惕者。（《医学心悟》．程国彭）

龙　骨

龙骨甘平固涩肠，平肝潜阳镇惊良。
遗精崩漏痢兼带，止汗收疮安神尝。

功　效　平肝潜阳、镇静安神、固涩收敛。

主　治　阴虚阳亢、心烦失眠、头目眩晕、多汗遗精、崩漏带下、滑泄不止。

辨　议　煅龙骨收敛固涩的效果大于生龙骨，常用于治疗多汗、遗精、崩漏、白带过多、遗尿、久痢。龙骨与牡蛎均有平肝潜阳的作用。龙骨兼有止痢、止血的作用；牡蛎兼有软坚散结、降痰除癥的作用。

用量用法　9~15克，生龙骨有时可用至 20~30 克，煅龙骨不宜量多。打碎，先煎。

使用注意　火盛而遗精者忌用。

附　方　柴胡加龙骨牡蛎汤：柴胡、茯苓各 9 克，龙骨 15 克，黄芩、生姜、人参、桂枝、半夏、大黄各 6 克，生铁落 30 克，牡蛎（煅）15 克，大枣 3 枚，水煎，每日 3 回温服。治胸满烦惊、小便不利、谵语、一身尽重、不可转侧。（仲景方）

远志

远志辛温入肾心，补精益志梦遗淋。
聪明耳目祛惊悸，利窍荣筋主少阴。

功　　效　安神益志、祛痰开窍。

主　　治　心肾不交、失眠惊悸、心肾不足、善忘恍惚、痰迷心窍、神志不清、惊痫、耳目失聪、咳痰不利。

辨　　议　远志偏于心肾不交、痰阻心窍的失眠；酸枣仁偏于肝胆血虚的失眠。

现代研究　远志能使支气管分泌增加，促使支气管内容物易咳出，有祛痰作用，可用于支气管炎。

用量用法　3~9克。

附　　方　定志丸：远志、石菖蒲各18克，人参、茯苓各9克，研末，以蜜为丸。朱砂为衣，每服10克。治目能近视，不能远视。常服益心，强志，能疗健忘。（《太平惠民和剂局方》，太平惠民和剂局）

酸枣仁

枣仁平肝补胆宏，不眠用炒好眠生。
宁心敛汗醒脾用，劳伤失血助气精。

功　　效　养肝、宁心、安神、敛汗。

主　　治　虚烦不眠、惊悸多梦、心虚多汗、津伤口渴。

辨　　议　酸枣仁治肝胆不足、虚烦神怯不得眠；黄连治心火亢盛、心中烦热不得眠。酸枣仁生用甘酸而润，偏于肝胆虚热之证；炒熟用则酸温而香，兼有醒脾作用，偏于肝、胆、心、脾血虚少眠之证。

现代研究　酸枣仁能抑制中枢神经系统，有镇静催眠作用。

用量用法　3~9克，特殊需要可用至15~30克。

使用注意 肝、胆、心、脾有实热或暑湿内停及初感风寒者不宜用。

附　　方 酸枣仁汤：酸枣仁6克，茯苓5克，川芎3克，知母4克，甘草2克，水煎服。治不眠症、神经衰弱。（《金匮要略》.张仲景）

茯　神

茯神主治略同苓，更功心虚定悸惊。
益智安魂兼多梦，调荣理卫养神清。

功　　效 安神益智、定惊宁心、利水消肿。茯苓抱松根而生者，称茯神，有安神定悸作用。

主　　治 心虚惊悸、健忘失眠、水肿尿少。

辨　　议 茯苓宁心安神，治疗失眠健忘、利水除湿；茯神偏重宁心安神；茯神中之松根称茯神木，偏于舒筋止挛。

用量用法 9~12克。

附　　方 天王补心丹：生地黄120克，柏子仁（炒研去油）、当归（酒洗）、酸枣仁、天冬（去心）各30克，人参、玄参、丹参、桔梗、茯神、远志各15克，蜜丸弹子大，朱砂为衣。临卧灯心汤送下1丸，或噙含化。治思虑过度、心血不足、怔忡健忘、口心多汗、大便或秘或溏、口舌生疮。（《校注妇人良方》.薛己）

柏子仁

柏子仁甘悦肾脾，滋肝益志养心怡。
宁心止汗疗便秘，耳目聪明益血奇。

功　　效 养心安神、润燥通便。

主　　治 虚烦失眠、肠燥便秘。

辨　议　柏子仁治心虚所致的失眠；合欢花治肝郁所致的失眠；夜交藤治阴阳不交所致的失眠。柏子仁偏治血虚肠燥的便秘；郁李仁偏治幽门气结的便秘。

用量用法　3~9 克。

使用注意　膈间多痰及大便泄泻者不用。

附　方　柏子仁丸：柏子仁（只炒不研）、牛膝、卷柏各 15 克，泽兰叶、续断各 60 克，熟地黄 90 克，共研为细末，炼蜜为丸，如梧桐子大。每次 30 丸，空腹时用米饮送下。治经行复止、血少神疲。

（《妇人大全良方》. 陈自明）

磁　石

磁石煅过入肾清，虚喘神怯耳聋鸣。
瞳仁散大肾虚证，镇养真阴水火平。

功　效　补肾纳气、镇肝潜阳、定志安神。

主　治　头晕目眩、眼目昏花、耳鸣头痛、惊恐失眠、肾虚气喘。

辨　议　磁石纳少阴上浮之火，使心肾上交而定志安神；生赭石镇厥阴心包之气，除血脉中之热，养血镇逆，兼能镇降肝阳。磁石偏入肝肾；赭石偏入心肝。磁石重镇，能补肾养肝而纳气归肾；紫石英能补心肝血分而温暖子宫。磁石纳肾气，由下而上，引肺气下降、纳气归肾；黑铅纳肾气，由上而下，镇降肾气之上逆。磁石使用时加神曲、鸡内金，既助吸收，又可免于害胃。

用量用法　9~30 克。打碎，先煎。

附　方　磁石 15 克，火煅醋淬 7 次为沫，每空心米饮服 1 克。治大肠脱肛。（《仁斋直指方》. 杨士瀛）

珍珠母

> 珍珠母味咸性寒，清心定惊治失眠。
> 潜阳降火除肝热，头眩耳鸣虚烦宁。

功　　效　除心火、清肝热、潜肝阳、安心神。

主　　治　头目眩晕、心烦失眠、惊痫神昏。

辨　　议　珍珠母偏于心肝阴虚、心经有热的失眠；夜交藤偏于肝肾不足、阴阳失调的失眠；柏子仁偏于心血不足的失眠。珍珠母与石决明均有潜阳的作用。珍珠母偏降心火，心经神志病常用珍珠母；石决明偏降肝火，肝经阳亢常用石决明。珍珠母长于养心安神；龙齿长于镇惊安神。

用量用法　9~30克。先煎。

使用注意　心经有寒、水饮凌心者不宜用。

附　　方　真珠丸：珍珠母（研粉）22克，当归（焙干）、熟地黄（九蒸，焙干）各45克，人参（去芦）、酸枣仁（微炒去皮后研）、柏子仁各30克，犀角（锉为细末）、茯神（去木）、沉香、龙骨各15克，为细末，炼蜜为丸，如梧桐子大，辰砂为衣。每服40~50丸，金银薄荷汤送下。日午、夜卧各一服。主治肝阳偏亢、气血两虚、心神不宁、卧则自觉神魂离体、惊悸多魇、通夕无寐。（《普济本事方》，许叔微）

夜交藤

> 夜交藤味甘性平，调和阴阳心安眠。
> 瘰疬疥疮癣作痒，活络通经痹痛除。

功　　效　安心神、通经络、除痹痛。

主　　治　夜不能寐、失眠多梦、全身窜痛、痈疽瘰疬、疥癣痒疮。

用量用法 15~30克。水煎外洗，疗疥癣风疮作痒。

附　　方 甲乙归脏汤：夜交藤（切）12克，珍珠母24克，柴胡（醋炒）、薄荷各3克，生地黄18克，白芍（酒炒）4.5克，龙骨、当归、丹参、柏子仁、合欢花各6克，沉香1.5克，大枣10枚，水煎服。治彻夜不寐、间日轻重、如发疟然。（《医醇賸义》．费伯雄）

紫石英

紫石英温主肝心，温肺寒痰咳逆平。
宫寒不孕宁心悸，火旺阴虚切勿箴。

功　　效 镇心安神、温肺止咳、暖宫成孕。

主　　治 心悸怔忡、咳嗽上气、不孕。

辨　　议 紫石英补肝心血分而温暖子宫；磁石重镇，能补肾养肝而纳气。

用量用法 6~12克。

使用注意 阴虚火旺者忌用。

附　　方 十四友汤：人参、熟地黄、茯神、枣仁（炒）、柏子仁（别研）、紫石英（别研）、肉桂、阿胶（蛤粉炒）、当归、黄芪、远志（汤浸、去心、酒洒蒸）各30克，辰砂（别研）7.5克，龙齿（别研）60克，上药除别研者外均为末，再同别研4味和匀，炼蜜为丸，如梧桐子大。每服30丸，食后吞汤送下。治心肾亏虚、气血不足、心悸怔忡、神志不宁、夜卧不安。（《太平惠民和剂局方》．太平惠民和剂局）

合欢皮

合欢解郁安心烦，寡欢健忘入睡难。
跌扑损伤痈疮痛，其花长于引梦香。

功　　效　解郁安神、活血消肿。

主　　治　忧郁气滞、心神不安、虚烦失眠、健忘多梦、胁肋疼痛、跌打损伤、肺痈疮肿。

辨　　议　合欢皮与合欢花均具有续筋骨、调心脾、安五脏、令人欢乐无忧、久服身轻明目之功效。合欢皮偏于忧郁气滞、心烦不眠、跌打损伤、肺痈疮肿；合欢花偏于肝气郁结、忧愁失眠、胸胁疼痛、心胃不舒。

用量用法　合欢皮 6~12 克；外用适量，研末调敷。合欢花一般 5~9 克。

附　　方　合欢皮 12 克，桑白皮、冬瓜仁、桃仁、苦杏仁、鱼腥草各 10 克，桔梗 5 克，水煎至 300 毫升，每日 3 回分服。治肺痈。(《现代实用中药》. 叶橘泉)

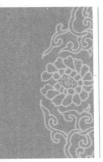

化痰宁嗽药

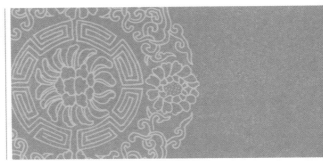

半 夏

半夏辛温益胃脾，祛痰燥湿发声治。
眉棱骨痛头眩晕，咳嗽除烦止呕宜。

功　　效　燥湿化痰、和中降逆、健脾止呕。

主　　治　痰多咳嗽、痰厥头痛、痰饮眩晕、胸闷喘满、心烦呕吐、瘰疬痰核、梅核气等。

辨　　议　姜半夏偏治呕吐；清半夏偏于化痰燥湿、健脾胃；半夏曲化痰兼助消化。

现代研究　半夏有抑制呕吐中枢而止呕的作用，还有镇咳作用。

用量用法　3~9克。

使用注意　半夏有毒，应炮制后使用。孕妇后期禁用。不要与乌头同用。

附　　方　小半夏加茯苓汤：半夏8克，茯苓6克，生姜3克，水煎顿服。治呕吐、心下痞闷、水气上逆、头眩心悸。（**仲景方**）

天南星

南星味苦治风痰，燥湿三者肝脾肺。
风眩惊痫破伤风，阴虚痰燥勿轻探。

功　效　祛风痰。

主　治　风痰上扰、中风仆倒、口眼㖞斜、舌强失音、眩晕、惊风、癫痫、破伤风。

辨　议　胆南星经牛胆汁制过，其性变寒凉，既化痰又清热，适用于痰热引起的癫痫、小儿惊风、大人中风。制南星化痰，辛而不守，化经络风痰，主治中风，破伤风；半夏化痰，辛而能守，燥湿祛痰，和脾胃兼止呕。

现代研究　动物实验证明天南星有显著的祛痰作用，并有镇痛、镇痉作用。

用量用法　3~5克，病重者可用至9克，胆南星用量可略小些。

使用注意　生天南星有毒，应炮制后使用。阴虚有燥痰者及孕妇忌用。

附　方　三生饮：天南星6克，乌头、附子各1克，木香2克，水400毫升，煎至100毫升，每日3回分服。治卒中痰迷、急痫及癫痫。

（《太平惠民和剂局方》，太平惠民和剂局）

天竺黄

竺黄泻热性甘寒，利窍惊心又镇肝。
客忤惊心兼痫证，除痰益目保平安。

功　效　清热豁痰、凉心开窍、止搐定惊。

主　治　痰热咳嗽、中风痰壅、热病神昏、小儿惊风、惊啼搐搦。

辨　议　天竺黄偏于清豁心经之热痰；胆南星偏于涤消肺、脾、肝三经热痰；川贝母偏于润燥化肺经之痰。

用量用法 3~9克，亦可入丸、散。

附　方 天竺黄2克，牛黄1克，朱砂0.3克，共研成细粉，每日3回，每回1克，小儿减半。治惊痫、脑病。（《现代实用中药》. 叶橘泉）

白附子

白附辛温偏上行，能祛风湿性纯阳。
寒痰血痹心疼痛，冷气肝虚湿痒良。

功　效 祛风化痰、逐寒湿。

主　治 中风口眼㖞斜、破伤风、寒湿风痰、头痛。

辨　议 白附子祛风痰寒湿，偏于入胃经，治上部头面游风；川附子逐风寒湿冷，偏于入肾经，温助肾阳。白附子偏治风痰寒湿、头面诸病；白僵蚕偏治风热痰结、喉痹咽肿。

用量用法 2.5~6克，重症可用至9克。

使用注意 白附子有毒。实热中风、火热上犯诸证者禁用。

附　方 牵正散：白附子、白僵蚕、全蝎各等分，共研细末，每服1~2克，甘草汤或蜂蜜化水送服，每日2~3回。治颜面神经麻痹、口㖞斜、卒中后半身不遂等。（《仁斋直指方》. 杨士瀛）

白芥子

白芥性温入肺金，散结消肿化寒侵。
除痰利气兼消嗽，久嗽阴虚切莫寻。

功　效 利气豁痰、消肿散结。

主　治 寒痰水饮、结聚胸胁、气喘咳逆、胸闷胁痛、寒痰结滞、阴疽肿块、关节麻木疼痛。

辨　　议　白芥子温肺豁痰；苏子降气化痰；莱菔子行气消痰。白芥子辛温，利气豁痰，偏治痰在皮里膜外、胁旁；葶苈子苦寒，泻肺行水，偏治痰在胸膈。

现代研究　芥子外用能刺激皮肤，扩张毛细血管，为皮肤黏膜刺激药。食用大剂量芥子后，可使心容量和心率下降。

用量用法　3~9克，可外用。

附　　方　阳和汤：熟地黄30克，炒白芥子6克（研），炮姜炭、麻黄各2克，甘草、肉桂（去皮）各3克，鹿角胶9克，水煎服。治阴疽、脱疽、贴骨疽、流注、鹤头风、痰核、瘰疬等阴寒之证。（《外科全生集》．王洪绪）

皂　荚

皂荚辛咸上下通，吹之利窍善搜风。
消痰涌吐胸喉痹，去湿除虫散肿功。

功　　效　涤痰、开窍、搜风。

主　　治　痰厥昏迷、口噤失语、痰痫喘咳、大便结燥、痈疽未溃、风癣疥癫。

辨　　议　皂荚辛咸，消痰结，偏于痰盛咳逆、中风痰盛及腹中痰积结块；白芥子辛窜，偏入皮里膜外、胸胁肋旁之处，而温化痰结。

用量用法　0.9~3克。

使用注意　虚证有痰者及孕妇忌用。

附　　方　皂荚、桂枝、生姜各1克，大枣4克，甘草2克，水煎至200毫升，每日3回分服。祛痰。（宫前武雄方）

桔 梗

桔梗辛平性上浮，宣通胸膈利咽喉。
开提肺气调水道，祛痰排脓干嗽强。

功　　效　宣肺解表、祛痰排脓、利咽开提、载药上浮。

主　　治　外感咳嗽、胸闷不舒、咽喉肿痛、肺痈吐脓、全身水肿、少尿。

辨　　议　桔梗升宣肺气而祛痰、排脓；苦杏仁降肺气而化痰浊。桔梗宣肺、祛痰、排脓而治肺痈；生薏苡仁利湿排脓而治肺痈。

现代研究　桔梗可促化痰、抗炎，降低胆固醇。

用量用法　3~9克，用量过大可引起呕吐，用于排脓时量可稍增大。

附　　方　桔梗汤：桔梗4克，甘草8克，水煎至200毫升，每日3回分服。治少阴咽痛喉痹、肺痈吐脓、干咳、无痰、火郁在肺、镇咳祛痰。（**仲景方**）

荠苨

荠苨利肺味甘寒，消渴强中止嗽宽。
解毒和中痈肿证，疔疮蛇虫毒皆安。

功　　效　润燥化痰、清热解毒。

主　　治　肺燥咳嗽、咽喉肿痛、消渴口干、痈疽疔疮。

辨　　议　荠苨亦名甜桔梗、土桔梗、长叶沙参、空沙参。功效与桔梗相同，是刺激性祛痰剂。

用量用法　内服10~15克。外用鲜品适量，捣烂敷患处。

附　　方　猪肾荠苨汤：猪肾1具，黑大豆27克，荠苨、石膏各9克，人参、茯苓（一作茯神）、磁石（绵裹）、知母、葛根、黄芩、瓜蒌根、甘草各6克。上12味，咬咀。以水3升，先煮猪肾、大黑豆、取 2 升，去渣，下药煮取 600 毫升，分 3 服，渴乃饮之。下焦热者，夜辄合 1 剂，病势渐歇，即止。治强中、阴茎长兴盛、不交津液自出、消渴病后发痈疽。(《千金要方》．孙思邈)

前 胡

前胡降气又行痰，外感兼之不用烦。
实热能除哮呃逆，祛邪喘嗽启胸潭。

功　效　清肺化痰、降气平喘、祛风散邪。

主　治　风热咳嗽、痰热气喘、胸膈痞闷。

辨　议　前胡先升而后降，下气降火而化痰止咳；柴胡先降而后升，宣气散结而开郁调经。

现代研究　前胡有抗菌、消失、祛痰、抗溃疡、解痉、镇静、改善冠脉供血、抗肿瘤等作用。

用量用法　3~9 克。

附　方　前胡、桑白皮、苦杏仁、象贝母各 10 克，款冬花 8 克，桔梗 5 克，甘草 3 克，水煎至 200 毫升，每日 3 回分服。治气管炎咳嗽。
(《现代实用中药》．叶橘泉)

白 前

白前辛甘性微温，降气祛痰止嗽宽。
肺气冲胸开膈逆，虚寒阳毒置旁观。

功　效　下气降痰。

主　治　胸膈逆满、肺气壅实、痰浊不下、久嗽上气、喉中痰鸣、不能平卧。

辨　议　白前泻肺降痰，偏于痰实气逆而致的咳嗽；前胡宣畅肺气，偏于外感咳嗽。白前下气降痰，偏于胸胁逆气、肺中痰实的喘嗽；旋覆花下气行水，偏于胸膈痰结坚痞、痰唾黏如胶漆。

用量用法　3~10克。

使用注意　虚证咳嗽及体弱者慎用。

附　方　加味桔梗汤：甘草2克，桔梗、川贝母、百部、白前、化橘红、茯苓、旋覆花各5克。治哮喘、慢性支气管炎。(《医学心悟》，程国彭）

瓜　蒌

（附瓜蒌皮、瓜蒌仁）

瓜蒌润肺利宽肠，痰热咳嗽乳痈良。
荡涤胸中憋闷痛，清咽散热火痰消。

功　效　清热化痰、宽胸降气、润肠通便、消散乳痈。

主　治　肺热咳嗽、胸闷憋痛、痛连彻背、乳痈肠痈、大便燥结。

辨　议　全瓜蒌偏于宽胸降气、润肠通便、消乳痈；瓜蒌皮偏于宽胸降气；瓜蒌仁偏于降痰及肠痈。

现代研究　瓜蒌有抗癌作用。

用量用法　全瓜蒌9~30克，瓜蒌皮6~12克，瓜蒌仁6~15克。

使用注意　虚寒性泄泻者不宜用，不可与附子、乌头同用。

附　方　小陷胸汤：半夏6克，黄连4.5克，瓜蒌实大者1枚（杵细），水煎温服。治从心下到少腹硬满而痛、不按不痛的小结胸证者。

（《金匮要略》，张仲景）

浙贝母、川贝母

> 贝母微寒苦泻心，祛痰开结润肺金。
> 虚劳咯血兼喉痹，疮疡瘰疬化火钦。

功　效　润肺化痰、开郁宁心、清热散结。

主　治　劳热咳嗽、肺热燥咳、痰中带血、肺痈、肺痿、瘰疬。

辨　议　川贝母性平，润肺化痰、开郁宁心；浙贝母性微寒，辛散清热之力大于川贝母，适用于外感咳嗽、消痰散结、疮疡肿毒初起。土贝母散结解毒，多用于外科，不可与川贝母、浙贝母相混。贝母性凉润，主用于肺经燥痰；半夏性温燥，主用于脾经湿痰。

现代研究　川贝母能增强离体子宫收缩、抑制离体肠管蠕动，大剂量能使中枢神经系统麻痹、呼吸运动抑制、周围血管扩张、血压降低、心率变慢。浙贝母与川贝母均有明显的镇咳作用。

用量用法　3～9 克，川贝母可研细末冲服，每次 0.9～1.5 克。

附　方　启膈散：沙参、丹参各 10 克，茯苓 4 克，川贝母 6 克，郁金 7 克，砂仁壳 1.5 克，荷叶蒂 2 个，杵头糠 2 克，水煎服。治噎膈。

（《医学心悟》．程国彭）

葶苈子

> 葶苈苦寒利气坚，除痰止嗽利当先。
> 膀胱下气兼消肿，利便通经定喘仙。

功　效　泻肺降气、逐痰饮、消水肿。

主　治　咳喘不得平卧、全身或面目水肿、小便不利、大便干结、肺热痰壅、郁成肺痈。

辨　议　葶苈子又名"苦葶苈"，力峻性急，泻肺而伤胃，故常配大枣同用，以护中气；另有甜葶苈，作用相似，但药力缓和，不伤胃，虚人、老人为宜。葶苈子泻肺气闭，能消膀胱停水；大黄泻血闭，能荡泻肠胃结热。

现代研究 葶苈子有强心利尿作用。以葶苈子为末 1~2 克，每日 3 次，饭后服，对治疗肺心病并发心衰有效。

用量用法 6~7.5 克，重症可用至 10 克。

使用注意 肺虚及孕妇忌用。

附　方 葶苈大枣泻肺汤：苦葶苈（炒）30 克，研细粉，蜂蜜为丸，每丸重 10 克，用大枣 10 余枚，煎汤 1 杯，即用枣于汤溶化丸药 1 粒，连渣服。治肺气肿、喘咳气急、全身水肿。**（仲景方）**

竹　沥

竹沥甘寒降火良，行痰利窍中风强。
心烦口噤癫狂痫，胃冷肠寒且莫尝。

功　效 清热镇惊、豁痰开窍。

主　治 肺热喘咳、痰涎壅盛、中风昏迷、热病神昏、痰热惊痫、妊娠子烦。

辨　议 竹沥除经络之痰，性寒；白芥子消皮里膜外之痰，性温。竹沥也清心经热痰，其性滑利；天竹黄清心经热痰，其性偏燥。竹沥性寒滑，最好每次加入生姜数滴，既增其行经络达四肢，去皮里膜外之痰的效果，又可防其寒滑伤胃。

用量用法 9~30 克，重症可用至 60 克。

使用注意 寒痰、寒嗽、胃弱、大便溏泄者不宜用。

附　方 资寿解语汤：防风、附子、天麻、酸枣仁各 3 克，羚羊角（镑）、官桂各 2.4 克，羌活、甘草各 1.5 克，加竹沥 2 匙，姜汁 2 滴，水煎服。治中风脾缓、舌强不语、半身不遂。**（嘉言方）**

竹　茹

竹茹解郁性甘寒，清热除痰益肺平。
呕逆上焦烦热证，妊娠恶阻保胎安。

功　　效　清热除烦、化痰止呕。

主　　治　肺热咳嗽、胃热呕吐、惊悸失眠、中焦烦乱、妊娠恶阻、胎动不安。

辨　　议　竹茹清中焦烦热，和胃止呕；竹叶清上焦烦热，凉心利水。竹茹甘寒，消热痰而止呕；半夏温燥，化湿痰而止呕。竹茹清肺胃之热，偏于虚热痰浊导致的心烦呕逆；枇杷叶清肺胃之热，偏于风热实火所致的咳嗽、呕吐。

用量用法　4.5~9克。

附　　方　橘皮竹茹汤：橘皮、竹茹各15克，大枣5枚，生姜9克，甘草6克，人参3克，水煎服。治胃虚有热之呃逆。（《金匮要略》，张仲景）

礞　石

礞石甘咸性入肝，除痰论症勿轻谈。
平肝下气疗惊悸，木土虚实不可餐。

功　　效　坠痰下气、平肝镇惊。

主　　治　顽痰胶结、咳逆喘急、癫痫发狂、烦躁胸闷、惊风抽搐。

辨　　议　礞石具有坠痰下气、平肝镇惊的功效；磁石具有磁性，用于惊悸失眠、头晕目眩、视物昏花、耳鸣耳聋、肾虚气喘。礞石以坠痰镇惊、消食攻积见长；磁石以重镇潜阳、纳气归肾为主。

用量用法　10~15克，布包先煎；3~6克，入丸、散服。

使用注意　脾胃虚弱者及孕妇禁服。

附　方　礞石滚痰丸: 青礞石、焰硝各50克，煅过研细小飞，大黄、黄芩各400克，沉香细粉25克，蜜水为丸，每服5~10克，小儿酌减，每日2~3回，开水送服。治急性胃炎、黏涎胶痰积滞、小儿惊搐。(《泰定养生主论》，王珪)

秋 石

秋石咸寒滋肾水，三焦能润暖丹田。
虚劳咳嗽遗精浊，降火滋阴退热蒸。

功　效　滋肾水、退骨蒸、清心降火、消咳嗽。

主　治　止血消瘀、咯血咳嗽、遗精白浊、遗尿、口疮喉痛。

辨　议　淡秋石与浮海石均能消痰止血。淡秋石滋阴降火，能治遗精白浊、退骨蒸、明目、消咳嗽等；浮海石偏于软坚散结，能治瘰疬瘿瘤、石淋。

用量用法　将秋石、干淮山药研末，以酒调糊为丸，兑温米酒服送。秋石以人中白和秋天露水制成，可当盐来食用，不含钠，对身体有一定好处，适量服用。

浮海石

浮石咸寒润下功，能清肺火软坚攻。
瘿瘤结核兼痰热，止渴通淋止嗽同。

功　效　清热化痰、软坚散结、利尿通淋。

主　治　肺热咳嗽、痰中带血、瘰疬瘿瘤、石淋。

辨　议　浮海石味咸性寒，既能软坚散结，又能清化痰火，以消坚痰积块及瘰疬痰核为主，且能清上通下而利尿通淋，用于治湿热蕴结下焦诸疾；瓜蒌甘寒，质润降气以利气宽胸，导热痰下行，用于治痰热郁结、气机不畅、胸膈满闷作痛尤效，且有滑肠润便及消肿疗痈作用。

用量用法 9~15克。

附　方 浮海石5克，研细粉，每日3回分服，生甘草煎汤送服。治膀胱结石，古称砂淋、石淋。（*宫前武雄方*）

钟乳石

钟乳石甘温气分，温肺平喘补虚劳。
命门火衰腰膝痛，脘痛泛酸乳汁通。

功　效 温肺平喘、制酸助阳。

主　治 阳虚哮喘、胃脘疼痛、泛酸打呃、乳汁不通、腰膝酸痛。

辨　议 钟乳石偏于助阳益气、补虚损、利九窍而下乳汁；通草主要使胃气上达而下乳；穿山甲偏于经络阻滞的通乳。

用量用法 3~9克。

附　方 钟乳石（拣净、磨细粉）、珍珠母（细粉）、淮山药（细粉）、薏苡仁（细粉）各50克，混合，共研制为丸制，每日3回，每回2克，食后温水送服。治肺结核、喘息、孕妇钙质缺乏及小儿佝偻病。（*《现代实用中药》.叶橘泉*）

海　藻

海藻咸寒性软坚，瘰瘤结核化痰涎。
癥瘕积块皆宜用，湿热能消宿食捐。

功　效 软坚散结、化痰消积、利水消肿。

主　治　瘰疬瘿瘤、癥瘕积块、食积水肿、睾肿疝气。

辨　议　海藻与昆布作用相仿。海藻药力缓而和；昆布药力较雄悍且滑利。

现代研究　海藻可用于甲状腺功能亢进及缺碘性甲状腺肿，调节皮肤油脂分泌，治暗疮效果较好，预防白血病。

用量用法　6~12克。

使用注意　脾胃虚寒者不宜用。不可与甘草同用。

附　方　海藻（切细）500克，高粱酒1500毫升，浸10日，取出酒，其渣再加烧酒浸10余日，去渣，共得酒1500毫升，每日15克，分数回饮之。治甲状腺肿及淋巴核肿。（《现代实用中药》．叶橘泉）

昆　布

昆布味咸兼性寒，软坚散结消积痰。
瘰疬瘿瘤癥瘕癖，甲亢缺碘可商量。

功　效　软坚散结、化痰消积、利水消肿。

主　治　痰饮水肿、瘿瘤瘰疬、睾丸肿痛。

辨　议　玄参、生牡蛎、夏枯草、贝母、黄芩、赤芍、红花、百部、海藻等同用可治疗瘰疬瘿瘤；也可配合炙鳖甲、生牡蛎、生香附、草红花、炙山甲、焦神曲、山楂核、当归、桃仁、三棱、莪术等，治疗腹中久积成块而生痞癖癥瘕。

用量用法　6~9克。

使用注意　脾胃虚寒及寒痰积聚者不宜用。

附　方　橘核丸：川楝子、海藻、海带、昆布、桃仁各9克，延胡索、厚朴、枳实、木通、桂心、木香各4.5克，酒糊为丸，盐汤或酒下。治㿉疝。（《严氏济生方》．严用和）

化橘红

橘红主肺咳寒痰，橘络舒脾暖胃干。
橘核功同青皮共，橘井泉香瘟疫除。

功　　效　祛痰散寒、燥湿消酒、利气消痞。

主　　治　风寒咳嗽、食积伤酒、胸痞呕恶、胃脘疼痛。

辨　　议　化橘红与陈皮均有化痰作用。化橘红化痰的效力大，对痰多、痰稠、痰白黏者适用，化橘红化痰的作用大于陈皮；陈皮理气消胀开胃作用大于化橘红。

用量用法　3~9克。

附　　方　止嗽散：桔梗（炒）、荆芥、紫菀（蒸）、百部（蒸）、白前（蒸）各9克，甘草（炒）3克，陈皮（水洗去白）6克，水煎，食后临卧服。初感风寒，生姜汤送下。治诸般咳嗽。（《医学心悟》，程国彭）

柿　子

柿子味甘健脾良，润肺肠风痔瘘尝。
咯血能疗消宿血，还思柿蒂呃时辰。

功　　效　健脾涩肠、润肺止血。

主　　治　脾虚腹泻、咯血吐血、肠风下血、痔瘘出血。

辨　　议　柿子开胃消痰，清胸中烦热，止咳，润心肺，清肠胃，治痔疮、赤痢下血；柿蒂苦温性降，下气止呃逆；柿霜清肺止咳，润咽，治喉痛。

用量用法　适量，治疗呃逆，柿蒂用量一般5~9克。

附　　方　搜风汤：防风18克，人参12克，半夏9克，生石膏24

克，僵蚕 6 克，柿霜饼 15 克（冲服），麝香 0.3 克（药汁送服），水煎服。治中风、猝然昏倒，或言语謇涩，或溲便不利，或溲便不通，或兼肢体痿废偏枯者。（《医学衷中参西录》·张锡纯）

荸 荠

> 荸荠滑味甘性寒，消积生津凉血丹。
> 噎膈兼除胸积热，热嗽咽痛口疮淋。

功　效 化痰消积、清热生津、凉血、止血。

主　治 痰热咳嗽、热病烦渴、咽喉肿痛、口疮热淋、痞积、便血。

用量用法 60~120 克，入煎剂，或捣汁饮服。荸荠霜配青黛等少量吹患处，可有效治疗咽喉肿痛。

附　方 五汁饮：梨汁、荸荠汁、鲜苇根汁、麦冬汁、藕汁（或用蔗浆）混合，代茶频饮。治秋燥、肺胃阴伤、伤津口渴甚者。（《温病条辨》·吴鞠通）

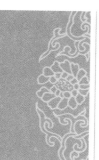

降逆平喘药

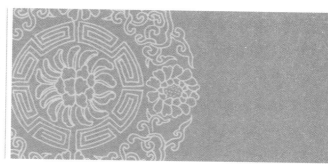

旋覆花

覆花微温苦辛咸，消痰下气痞坚商。
功专温散能开结，劳嗽阴虚莫勉强。

功　　效　降气消痰、降逆止呕。

主　　治　咳嗽痰喘、心胸痞闷、嗳气呕逆。

辨　　议　旋覆花降气，兼能消痰行水；苏子降气，兼能开郁温中。
前人有"诸花皆升，唯旋覆花独降"的经验记载。

用量用法　3~9克，因多绒毛，须用纱布包煎。

附　　方　金沸草散：旋覆花、前胡、细辛各3克，荆芥4.5克，
赤苓2克，半夏1.5克，甘草（炙）1克，加姜、枣煎服。治肺经伤
风、头目昏痛、咳嗽多痰。（《活人方》·宫本昂）

苦杏仁

（附甜杏仁）

杏仁味苦性微温，入主肺经润肠功。
止咳平喘降肺气，润肠通便宜老翁。

功　　效　降气平喘、化痰止咳、润肠通便。

主　　治　咳嗽气喘、胸闷咯痰、肠道乏津、大便秘结。

辨　　议　杏仁有苦杏仁、甜杏仁两种，处方上只写杏仁即为苦杏仁，甜杏仁性平力缓，适用于老人、体虚及虚劳咳喘者。

用量用法　3~9克。

使用注意　苦杏仁有小毒，小儿使用时，须注意用量，不可过大，以防中毒而致呼吸麻痹。

附　　方　茯苓杏仁甘草汤：茯苓15克，苦杏仁、甘草各5克，水煎至200毫升，每日3回分服。治喘息、心悸短气、呼吸困难。（仲景方）

桑白皮

桑皮泻肺味甘寒，止咳清痰利尿良。
热喘能平兼唾血，还疗水气肺胪宽。

功　　效　泻肺火、降肺气、利小便。

主　　治　肺热喘咳、全身水肿、小便不利。

辨　　议　桑白皮与地骨皮均能清肺火。桑白皮入肺经气分，泻肺中实火，兼能利水消肿；地骨皮入肺经血分，降肺中伏火，兼能益肾除虚热。桑白皮利水之上源；车前子利水，偏于利下窍。

现代研究　动物实验显示桑白皮有显著利尿作用。

用量用法　3~9克。

使用注意 肺气虚及风寒咳嗽者慎用。

附　方 泻白散：桑白皮、地骨皮各 3 克，甘草 1.5 克，粳米 5 克，水煎服。治肺火、皮肤蒸热、洒淅寒热、日晡尤甚、喘嗽气急。（钱乙方）

▌枇杷叶▌

枇杷叶性入肺经，消痰热嗽用功深。
还思降火治呕逆，胃冷肠寒不可钦。

功　效 泻肺降火、清热化痰、和胃降气。

主　治 肺热咳嗽、烦热呕吐、胃热口渴。

辨　议 枇杷叶与桑白皮均治肺热咳嗽。枇杷叶兼能降气和胃；桑白皮兼能行水；马兜铃兼能清大肠热而治痔瘘。

用量用法 6~9 克，鲜者可用 15~30 克。

使用注意 用时须刷净绒毛。

附　方 清燥救肺汤：人参 2 克，黑芝麻仁（炒）、甘草各 3 克，冬桑叶 6 克，石膏 8 克，阿胶 2.4 克，麦冬 4 克，杏仁（去皮尖）2.1 克，枇杷叶（去毛，蜜炙）1 片。治诸气膹郁、诸痿喘呕。（《医门法律》·喻昌）

▌款冬花▌

款冬润肺性辛温，止嗽消痰治喘源。
实热虚寒皆可用，肺痈吐血是专精。

功　效 止咳、消痰、治喘。

主　治 虚实咳嗽哮喘、痰中带血。

辨　议 款冬花偏治寒性咳嗽；马兜铃偏治火热咳嗽。款冬花偏于日久咳嗽；百部对新久咳嗽者可随证选用。

现代研究 款冬花化痰作用不显著，但有明显镇咳作用；小剂量扩张支气管，大剂量反而收缩支气管；对离体子宫有兴奋作用，大剂量则有抑制作用。

用量用法 3~9克，火热咳嗽忌用。

附　方 射干麻黄汤：射干、细辛、五味子、紫菀、款冬花、半夏各9克，麻黄、生姜各12克，大枣7枚，水煎，分三回温服。治咳而上气、喉中如水鸡声者。（《金匮要略》．张仲景）

紫　菀

> 紫菀辛温润肺丰，苦温下气补虚中。
> 消痰止嗽调水道，寒热咽喉并可风。

功　效 润肺下气、消痰止咳、通调水道。

主　治 新感久咳、痨咳带血、喘咳化痰、降肺气、利小便。

辨　议 紫菀偏于开散肺气郁滞，多用于风热郁肺的咳嗽；款冬花偏于温肺，多用于寒性痰饮所引起咳嗽。

现代研究 紫菀对实验动物有祛痰作用，对志贺氏菌、伤寒杆菌、铜绿假单胞菌有一定抑菌作用，对流行性感冒病毒有抑制作用，还有下气利小便作用。

用量用法 3~10克。

附　方 紫菀汤：紫菀、天冬各15克，桔梗1.5克，甘草（炙）、苦杏仁、桑白皮各9克，竹茹6克，加蜂蜜水煎服。治孕妇咳嗽。（《妇人大全良方》．陈自明）

苏子

苏子味辛且性温，降气平喘利宽胸。
消痰止嗽气上逆，痰壅气急可镇中。

功　　效　下气平喘、消痰止嗽、利膈开郁。

主　　治　肺失肃降、痰多气逆、咳喘胸闷、胃气上逆、浊痰上泛、呕恶吐秽。

辨　　议　紫苏子与莱菔子均有降气平喘的功效。紫苏子下气开郁之力优于莱菔子，偏于利胸膈；莱菔子消痰破积之力优于紫苏子，偏于消腹胀。二药常合用，以治胸腹胀闷。

用量用法　3~9 克，炒熟打碎用。

使用注意　气虚下陷者忌用。

附　　方　苏子降气汤：紫苏子、半夏、前胡、厚朴（姜炒）、化橘红、当归各 3 克，甘草（炙）、肉桂各 1.5 克，加姜煎服。治虚阳上攻、气不升降、上盛下虚、痰涎壅盛、喘咳呕血或大便不利。（《太平惠民和剂局方》，太平惠民和剂局）

白石英

白英温肺祛痰痛，能通小便嗽兼胀。
风寒湿痹心背痛，消渴怔忡惊悸安。

功　　效　温肺肾、安心神、祛寒嗽、利小便。

主　　治　肺寒咳嗽、心神不安、小便不利、消渴、寒湿心背痹痛。

辨　　议　白石英温肺补肾、利水利尿，主要治疗风寒痹痛、小便不利、口渴咽干、心神不安；紫石英有养心、安神、暖宫的作用，治疗心慌心悸、肺寒咳嗽及女性宫寒不孕等。

用量用法　9~15 克。

使用注意 热痰咳嗽者禁忌。

附　方 皱肺丸：五味子、人参、桂枝（去皮）、款冬、紫菀、白石英微带青色者，等分为末，用羖羊肺1具，去皮光苦杏仁250克，水同煮，以肺烂为度，去筋膜末，与苦杏仁同研极细，和众药候丸，待成丸如梧桐子，阴干，每服50~70丸至100丸不妨，糯米饭饮下，食后卧服。补益肺肾、止咳平喘。（《是斋百一选方》．王璆）

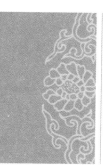

开窍息风药

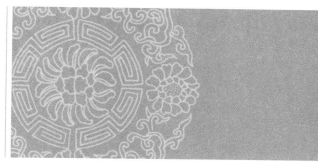

冰 片

冰片辛苦散郁功，耳聋鼻息并喉哐。
清心醒脑通诸窍，祛翳生肌透骨中。

功　效　开窍醒神、清热止痛。

主　治　神昏惊厥、中风痰厥、气郁暴脱、中恶昏迷、目赤口疮、咽喉肿痛、耳心流脓。

辨　议　冰片辛苦微寒，走窜甚速，无处不达，能透骨髓，散邪外出，病深能引药深入病处，若病浅反引病深入；樟脑辛热除湿，不甚走窜，常作为杀虫防腐剂外用。冰片走窜开窍，其性寒，清热解毒效力优于麝香，也能醒脑提神；麝香走窜飞扬，其性温，通经活络效力强于冰片。

用量用法　0.09~0.3克，很少入汤药，多为丸、散剂使用。

附　方　冰片1克，枯矾2.5克，黄柏炭(黑烧)2克，灯心草(黑烧)3克，共研细末，为撒布剂，俗称"吹药"。治急性喉头炎、扁桃体炎。

（古传验方）

石菖蒲

石菖蒲利窍通心，祛痰聪明又发音。
神昏惊悸癫狂痫，宽中止痛化浊侵。

功　　效　开通心窍、宣气化痰、聪耳目、发声音。

主　　治　神昏不清、舌謇难言、癫狂惊痫、善忘失聪、耳聋目瞀、湿浊阻滞、胸腹胀闷、腹痛吐泻。

辨　　议　石菖蒲与远志均能入心开窍。石菖蒲开窍、宣气，除痰而益心肝，偏于痰气迷心、神昏、耳聋、目瞀、失语；远志交心肾，偏于惊悸、健忘、失眠、失神。

现代研究　石菖蒲有降血压、抗血栓形成、镇静、抗惊厥作用。

用量用法　3~9克，心气散者忌用。

附　　方　七珍散：人参、石菖蒲、生地黄、川芎各9克，防风、辰砂（另研水飞）各4.5克，细辛3克，研为末，每服6克，薄荷汤调下。治产后不语。（《医学心悟》．程国彭）

天　麻

天麻止痉息风痰，头痛眩晕虚风干。
专治惊风眩癫痫，津衰血少莫轻谈。

功　　效　息风、祛痰、止痉。

主　　治　虚风内动、风痰上扰而致的眩晕、四肢麻木、抽搐。

辨　　议　天麻偏治属于内风挟痰的头痛眩晕；蔓荆子散上部风热，偏治外感实邪的头痛。

现代研究　天麻有制止癫痫反应的作用。

用量用法　3~9克。

附　　方　半夏白术天麻汤：姜半夏、麦芽各 4.5 克，神曲、白术各 3 克，炒苍术、人参、黄芪（炙）、陈皮、茯苓、泽泻、天麻各 1.5 克，干姜 1 克，黄柏（酒洗）0.6 克，水煎温服。治脾胃内伤、眼黑头眩、头痛如裂、身重如山、恶心烦闷、四肢厥冷等，谓足太阴痰厥头痛。

（东垣方）

钩　藤

钩藤微寒息肝风，目暗头眩客忤逢。
小儿惊啼兼瘛疭，中风活络尽皆通。

功　　效　清心热、息肝风、定惊痫、止抽搐。

主　　治　头旋目眩、耳鸣失眠、筋惕肉𥆧、小儿发热抽搐、肝风内动、忽然昏仆、口面㖞斜、半身不遂、语言失利。

辨　　议　钩藤偏于息肝风、清肝热而治筋惕肉𥆧、手足抽搐；忍冬藤偏于清经络中的风热而治经络疼痛。钩藤息风镇痛而治筋脉瘛疭、手足挛急；络石藤舒筋活络而治筋脉拘挛、不易屈伸。钩藤息风，偏治眩晕、抽搐，兼能清肝心热邪；白僵蚕祛风，偏治惊痫、中风，兼能化痰散结。

现代研究　钩藤有降血压作用，有镇静但无安眠作用。

用量用法　6~15 克，特殊重症可用至 30 克，宜后下。

附　　方　钩藤汤：钩藤、当归、茯神、人参各 6 克，桔梗 4.5 克，桑寄生 1.5 克，水煎服。治手足抽掣、胎动不安。（《妇人大全良方》．陈自明）

刺蒺藜

蒺藜味辛苦性温，平肝解郁散肝风。
泻肺明目止风疹，癥瘕积块气滞通。

功　效　平肝解郁、疏散肝风、宣泄肺气、明目止痒。

主　治　肝风上扰、头晕目眩、头痛口苦、目赤多眵、胸胁胀满、气滞积块、风疹瘙痒、妇人乳房胀痛、乳闭不通。

辨　议　刺蒺藜偏于通散肝郁；沙苑子偏于补肝肾。刺蒺藜散肝郁而息风；钩藤清肝热而息风。

用量用法　6~9克。

使用注意　血虚气弱者及孕妇慎用。

附　方　当归蒺藜煎：当归、熟地黄、芍药（酒炒）、何首乌各6克，甘草（炙）、防风、川芎、白芷、荆芥穗各3克，刺蒺藜（炒、捣碎）15克，水或酒煎服。治痈疽疮疹、气血不行、邪毒不化、内无实热、痛肿淋沥。（景岳方）

石决明

石决明咸寒入肝，青盲障翳风热干。
头痛目眩视昏花，烘热失眠潜降宜。

功　效　平肝潜阳、益阴明目。

主　治　头痛眩晕、视物昏花、目赤生翳、雀目青盲。

辨　议　石决明主降，潜阳主入肝经，潜降肝阳上扰；牡蛎主收，潜阳兼入肾经，主治浮阳外越。石决明偏于养肝潜降，降力大于珍珠母；珍珠母偏于养心安神。

用量用法　9~45克，煅者9~20克。

附　方　石决明（去外面粗壳，水飞研极细）每次用10克，羊肝

拨开，入药末在内，扎缚定，砂罐内煮熟，食肝饮汁，每日服之。治青盲。（《现代实用中药》. 叶橘泉）

代赭石

代赭重坠苦甘寒，能平血热善入肝。
崩中血衄兼呕噫，下部虚寒切勿餐。

功　效　镇逆降火、平肝养血。

主　治　呃逆、崩漏、吐血、咯血、衄血。

辨　议　代赭石镇肝经之逆，除血脉之热，为养血镇肝之品；磁石坠少阴上炎之火，引肺气入肾，为补肾纳气之品；旋覆花入气分，降肺胃之气，除痰浊，止呕吐。

现代研究　代赭石含有铁质，内服后能收敛胃肠壁，保护黏膜面，吸收入血后有促进红细胞和血红蛋白新生作用。

用量用法　9~30克，重症60~90克（生者）。煅代赭石一般6~15克。

使用注意　肠胃虚寒者及孕妇忌用。

附　方　代赭旋覆花汤：代赭石（包）10克，旋覆花（包）、人参各5克，半夏6克，干姜2克，大枣6枚，水煎服。治慢性胃炎、胃溃疡、胃失弛缓、痞胀、嗳气、呃逆、吐涎。（仲景方）

白僵蚕

僵蚕辛咸入肺肝，散结祛风解痉挛。
喉痹头眩音失哑，瘰疬疟腮与惊痫。

功　效　去风解痉、化痰散结。

主　治　中风惊痫、抽搐惊惕、口眼㖞斜、头痛眩晕、咽喉肿痛、皮肤瘙痒、结核瘰疬。

辨　议　地龙与白僵蚕均能息风止痉，用于惊痫抽搐。白僵蚕善祛风止痉、止痛，既可治风中经络、口眼㖞斜，又可用于肝经风热上攻之头痛、目赤肿痛，还兼化痰软坚散结，治疗结核瘰疬；地龙偏于降泻走窜，能通经活络，治中风后半身不遂、口眼㖞斜、关节红肿疼痛、屈伸不利之热痹，还可平喘利尿。二者皆为中风良药，白僵蚕善治由痰阻经络所致的中风，地龙善治瘀血所致的中风、有血行风自灭之效。

用量用法　3~9 克。

附　方　开关散：白僵蚕（选白而直者，焙燥，研细粉）10 克，明矾、枯矾各 5 克，混合研极细，干燥瓶中密贮，每回 2 克，用薄荷叶、生姜各 5 克，泡汤溶化灌下，吐出痰涎而愈。治急性喉头炎、扁桃体炎。（《太平圣惠方》，王怀隐、王祐）

全　蝎

蝎治诸风病属肝，㖞斜口眼痫惊安。
半身不遂兼眩晕，蝎尾止痉效更良。

功　效　息风、止痉、定搐。

主　治　小儿惊风、大人中风、破伤风、抽搐、口眼㖞斜、半身不遂、偏正头痛、风湿顽麻、疮疡瘰疬。

辨　议　全蝎与防风同用，可增息风止痉定搐作用。全蝎息风镇痉，对频频抽搐、手足震颤、头部摇动效果好；蜈蚣祛风镇痉对角弓反张、痉挛强直疗效好。蝎尾祛风止痉的效果最好。

用量用法　1.5~9 克，特殊情况可增加。

附　方　全蝎（去头足）、地龙（洗去泥、焙燥）各 3 克，甘草 2 克，

共研细末，每日 5~6 回分服，温开水送下。治小儿痉挛、大人卒中后半身不遂、偏头痛等。(《现代实用中药》. 叶橘泉)

蜈 蚣

蜈蚣有毒入肝经，用治脐风撮口形。
瘰疬蛇毒惊痫证，风湿顽痹麻木灵。

功　效　止痉息风、攻毒散结、通络止痛。

主　治　小儿惊风、抽掣挛急、大人中风、口眼㖞斜、半身不遂、破伤风、风湿顽痹、关节疼痛、痈疽瘰疬、毒蛇咬伤。

辨　议　蜈蚣息风止痉，止痛作用比全蝎好，还有解毒作用；全蝎对舌僵、言语不利、震颤抽搐的作用比蜈蚣好。

用量用法　1~3 条，或 1.5~4.5 克。

附　方　蜈蚣不拘多少，焙燥，去头足，研末，生甘草粉等分，面糊为丸，每服 1 克，每日 3 回，食后开水送服。治颜面神经麻痹、神经痛、小儿痉挛惊抽。(《现代实用中药》. 叶橘泉)

蚕 蜕

蚕蜕甘平用炒微，能疗目翳胜蜕衣。
别书详载马明纸，原是蚕眠脱旧皮。

功　效　安神镇静、利咽镇咳、疏风清热、解表透疹、清风镇痒。

主　治　惊厥、咽喉发痒、小儿水疝（睾丸鞘膜积液）。

用量用法　一般 1.5~3 克。

附　方　蚕蜕，煅存性，研细粉，每回 2 克，开水送下。为内服止血剂。(经验方)

蛇 蜕

蛇蜕甘咸辟鬼精，祛风治痫瘛疭惊。
止瘙癣疥疗痔痒，善治疮疡且翳平。

功　　效　祛风、杀虫、解毒。白花蛇及蝮蛇之衣尤胜。

主　　治　小儿痉挛、成人咳嗽、角膜混浊、惊痫、皮肤瘙痒、小便不通。

辨　　议　蛇蜕与蝉蜕均有退翳、定惊的功效。蛇蜕有祛风祛湿、通络解毒的作用；蝉脱还能发散风热、透疹、镇痉、利咽开音、息风止痉。

用量用法　1.5~3克。

附　　方　拨云退翳散：楮实子、薄荷、黄连、菊花、蝉蜕、蔓荆子、密蒙花、蛇蜕、荆芥穗、白芷、木贼、防风、甘草各15克，川芎45克，天花粉9克，为末，炼蜜丸，樱桃大。每50克作10丸，每服2丸，每日2回。治黑睛生翳、胬肉攀睛、冰虾翳。临床上用于治疗角膜瘢痕、翼状胬肉、角膜云翳、结膜炎等。(《银海精微》，不详)

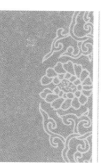

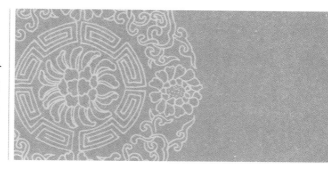

温阳药

附 子

（附乌头）
附子辛浮性下沉，回阳厥逆用功深。
逐寒燥湿通经脉，引暖下焦补元阳。

功　　效　回阳救逆、逐寒燥湿、温助肾阳。

主　　治　阳虚暴脱、脉微欲绝、四肢厥逆、心腹冷痛、虚寒吐利、寒湿痹痛、阳痿宫寒。

辨　　议　附子回阳气，通行十二经，能追复散失欲绝的元阳（肾阳）；肉桂助肾阳、暖下焦，能引上浮之火归于肾（引火归原）；白附子是另一品种，白色，形似附子（体较小），性偏上行，能祛风燥痰，偏治头面风痰之疾，如面神经麻痹、口眼㖞斜等，但无助肾阳作用；川附子回阳逐寒，并能助肾阳。附子为稚根，质肥大；乌头为老根，质坚瘦，功用与附子基本相同，禁忌亦相同。附子因加工方法不同，可分淡附子、黑（乌）附子等。淡附子药力较和缓；黑附子药力足，效果快。

用量用法　1.5~9克，一般不可与半夏、瓜蒌、贝母、白及、白蔹同用。

使用注意　凡非虚寒证、寒湿证者及孕妇忌用。热厥入咽即毙。

附　方 真武汤：茯苓、芍药各9克，白术6克，附子（炮）4.5克，生姜3克。水煎至200毫升，每日3回分服。治腹痛、眩晕、心悸肉眴。（仲景方）

肉　桂

肉桂纯阳入肾肝，消阴痼冷去沉寒。
扶阳抑木火归元，泄泻肠鸣恶食餐。

功　效 温补肾阳、温中逐寒、宣导血脉、引火归原。

主　治 脾肾阳虚、脘腹冷痛、食少便溏、阳痿精冷、腰膝寒痛、闭经痛经、阴疽不溃、阳衰脉微。

辨　议 肉桂性缓和浑厚、温补肾阳，更能引火归原，以息无根之火，求阳中之阳，补益药中多用；附子性迅速激烈、回阳救逆，求阴中之阳，救急药中多用。肉桂温中逐寒，偏入肾经血分，抑肝扶脾，兼交心肾；干姜温中逐寒，偏入脾经气分，回阳通脉，兼通心阳。

现代研究 肉桂所含挥发油能增强消化机能，排除消化道积气，缓和肠胃痉挛性疼痛；有中枢性和末梢性扩张血管作用；能增强血液循环。

用量用法 0.6~4.5克，特殊重症可用至9~15克。

使用注意 阴虚火旺、热病伤津者忌用。孕妇禁用。不宜与石脂同用。

附　方 通关散：黄柏9克，知母6克，肉桂1.5克，水煎，每日2回温服。治湿热蕴结膀胱、癃闭不通、口不渴、肾虚蒸热、脚膝无力、阴痿阴汗、冲脉上冲而喘。（东垣方）

干 姜

干姜性热逐风邪，咳逆胸肠气胀噎。
湿痹风痰祛冷痛，回阳四逆理中加。

功　效　温中散寒、回阳通脉、燥湿消痰。

主　治　脾胃虚寒、腹痛腹泻、四肢厥冷、脉细欲绝、寒痰咳喘、干呕。

辨　议　干姜辛温入脾经，兼入心肺，助阳而补心气；薤白辛苦温滑，入心经，通气滞，助胸阳而治胸痹。干姜配合细辛、五味子，名"姜细味"法，有温肺、开肺、合肺的作用，治疗寒痰咳喘有效。

用量用法　1.5~6克。

使用注意　精血不足及内有热邪者不宜用。

附　方　干姜人参半夏丸：干姜、人参各3克，半夏6克，末之，以生姜汁为糊丸，如梧桐子大，每服10丸，每日3回分服。治妊娠呕吐不止。（《金匮要略》．张仲景）

胡 椒

胡椒大热性纯阳，胃冷寒痰下气强。
能解诸般鱼鳖毒，食多动火肺焦伤。

功　效　温中散寒、镇吐止泻、消痰化积。

主　治　脘腹冷痛、中焦虚寒、呕吐泄泻、寒痰食积。

辨　议　胡椒与山柰均能温中止痛。胡椒性热，温中散寒，治疗脘腹冷痛、呕吐下利、癫痫痰多；山柰性温，有行气温中之效，能健胃消食，治疗食滞之脘腹胀痛、滞呆。

用量用法　1.5~3克，入煎服；粉剂0.3~0.9克，冲服。

附　方　胡椒49粒，乳香4克，研末，男子用生姜酒，女子用当

归酒调服。治腹痛、贫血虚冷之肠疝痛。（宫荷武雄方）

川 椒

> 川椒辛热善安蛔，健胃温脾冷痛求。
> 吐泻痰涎兼水肿，阳虚便数椒目宜。

功　　效　温中止痛、杀虫止痒。

主　　治　脘腹冷痛、呕吐泄泻、蛔虫腹痛，外治湿疹瘙痒。

辨　　议　川椒与胡椒性热，均能温中止痛，治疗脾胃虚寒的脘腹冷痛、呕吐泄泻。川椒能杀虫止痒; 胡椒温中下气，可治癫痫痰多证。

现代研究　川椒含有挥发油，小量对离体肠管呈持续性蠕动增加，大量则使之抑制。

用量用法　1.5~4.5克。

使用注意　阴虚火旺者忌用。

附　　方　大建中汤：川椒5克，干姜2克，人参4克，水500毫升，煎至200毫升，去渣，趁温溶化饴糖50克，每日2~3回分服。治心胸肿大寒痛、呕不能食、腹中寒，上冲皮起，出见有头足，上下痛而不可触近。（《金匮要略》·张仲景）

吴茱萸

> 吴萸辛热治吞酸，寒凝痛经疝痛宽。
> 阳明寒呕少阴利，厥阴头痛用之安。

功　　效　散寒止痛、降逆止呕、温中止泻。

主　　治　脘腹冷痛、疝气腹痛、五更泄泻、妇人痛经、寒湿脚气、厥阴头痛。

辨　　议　吴茱萸偏治浊阴不降，肝经厥气上逆，并能引热下行，可用于虚火上炎的口舌生疮；半夏止胃气不和，中焦有湿的呕吐。吴茱萸开足厥阴肝经的气郁，温肝暖脾而下逆气、止寒呕；山茱萸滋足厥阴肝经的阴液，温肝补肾而收虚汗、止遗精。

现代研究　吴茱萸有收缩子宫的作用。

用量用法　0.9~6克，特殊可用至9克。

使用注意　凡燥热之证皆忌用。

附　　方　吴茱萸汤：吴茱萸8克，人参9克，生姜15克，大枣7枚，水煎温服。治干呕或吐涎沫、头痛、手足不温、下利等。（**仲景方**）

丁　香

丁香暖胃壮元阳，泄降能除呕逆伤。
疝瘕奔肠兼冷痛，祛除阴冷温肾强。

功　　效　温中降逆、镇吐止泻、补肾助阳。

主　　治　脾胃虚寒、呕吐呃逆、寒性吐泻、心腹冷痛、肾虚水泛、阳痿不举。

辨　　议　丁香有公母之分，公丁香药效迅速，母丁香药力持久，二药常合用。丁香与柿蒂都能治呃逆。丁香辛香暖胃、降逆；柿蒂苦温降气。丁香的树皮（简称丁皮）可代丁香，主治心腹冷痛。

用量用法　0.3~9克，特殊重症可再多些。

使用注意　胃津不足、中焦燥热者不宜用。

附　　方　丁香柿蒂汤：丁香、干姜各2克，柿蒂、人参各3克，作煎剂，每日2回分服。治呃逆。（**《严氏济生方》．严用和**）

白豆蔻

> 白豆蔻温胃与脾，芳香化浊湿温宜。
> 宽胸燥湿消膀胀，腹痛风寒吐逆施。

功　　效　行气化湿、健胃止呕。

主　　治　脾湿不运、不思饮食、湿温初起、热势不扬、胸腹胀痛、胃寒呕吐。

辨　　议　白蔻衣（即白蔻皮）温性较白蔻小，长于理气宽胸消胀；白蔻仁（即紫蔻仁，为上等白豆蔻）功效介于砂仁与白蔻之间，芳香温燥之性比砂仁弱，但比白蔻稍强。在调胃药中，有时可以用紫蔻仁代替砂仁。

用量用法　1.5~6 克，后下药效较好。

使用注意　肺胃炎盛及气虚者忌用。

附　　方　白豆蔻、砂仁各 10 克，丁香 5 克，粳米 50 克，共研末，用姜汁和为丸，每服 3~6 克，每日 3 回。治脾胃虚反胃。（《严氏济生方》. 严用和）

山　奈

> 山奈辛温胃开通，温中散寒食滞良。
> 风湿肿疼牙齿痛，胸膈胀满理气松。

功　　效　温中散寒、开胃消食、理气止痛。

主　　治　胃脘冷痛、胸膈胀满、乳食不化、关节肿痛、牙齿疼痛。

辨　　议　山奈、丁香、白豆蔻、砂仁、小茴香均有温中散寒的功效。山奈偏于温中开胃；丁香偏于温中降逆；白豆蔻偏于健胃止呕；砂仁偏于行气调中；小茴香偏于温肾散寒。《本草正义》辨析说："山奈，李氏《纲目》称其辛温，谓暖中，辟瘴疠恶气，治心腹冷气痛，寒湿霍乱。盖味辛温而气芳香，辟寒行气，亦与砂仁、蔻仁诸物相近，故治疗亦约略似之。又谓治风虫牙痛，则亦专行阳明，可做引经药，用与甘松同，必非辛温之物，可以独治阳明风火。"确为要言。

用量用法 3~9克。

附 方 山奈2克，肉桂1克，研细粉，每服0.5~1克。治胃脘疼痛、慢性胃炎、胃神经痛、消化不良等。（《现代实用中药》．叶橘泉）

荜澄茄

荜澄茄味辛性温，散寒止呕气滞行。
胸腹胀满寒疝痛，寒湿郁滞尿浊浑。

功 效 温中散寒、行气止痛。

主 治 胸腹胀痛、呕吐反胃、食欲不振、寒疝腹痛、寒湿内停、小便混浊。

辨 议 荜澄茄与荜茇均能温中散寒，治疗胃寒冷痛、呕吐、泄泻、呃逆。毕澄茄兼有散寒、行气、止痛的功效，可用于治疗寒疝腹痛，尚可温暖下元，可治疗肾与膀胱虚冷之小便不利及寒湿凝滞之小便浑浊。荜茇外用可治龋齿疼痛。

用量用法 1.5~3克。

附 方 中满分消汤：川乌、干姜、荜澄茄、生姜、黄连、人参、当归、泽泻、青皮、麻黄、柴胡各6克，草蔻仁、厚朴、黄芪、黄柏各1.5克，吴茱萸、木香、半夏、茯苓、升麻各0.9克，水煎热服。治中满、寒胀、寒疝、二便不通、四肢厥逆、食入反出、腹中寒、心下痞、下虚阴躁、奔肠不收。（东垣方）

砂　仁

砂仁味辛且性温，醒脾开胃气调中。
引气归肾兼安胎，行气化湿泻痢停。

功　效　行气调中、醒脾开胃、化湿止泻、理气安胎、引气归肾。

主　治　湿浊中阻、脘腹胀满、脾胃虚寒、吐泻不止、妊娠呕吐、胎动不安。

辨　议　砂仁与蔻仁均有行气调中作用。砂仁暖胃燥湿的作用胜于蔻仁；蔻仁和胃止呕作用胜于砂仁。砂仁与肉桂均能入肾。引气归原（肾）时用砂仁；引火归原（肾）时用肉桂。砂壳（砂仁外壳）也有理气醒胃的作用，但缺乏砂仁温中散寒的效力，砂壳气味薄、燥性小，适合肝旺胃弱者。

现代研究　砂仁有芳香健胃作用，可增强胃的功能、促进消化液的分泌、排除消化管内的积气。

用量用法　1.5~4.5克，特殊6~9克，打碎后下。砂壳0.9~1.5克或2~2.5克。

使用注意　阴虚有热者慎用。

附　方　三才封髓丹：砂仁、天冬、熟地黄、人参各10克，黄柏30克，甘草6克。研末，曲丸如桐子大，每服50丸。治诸虚发热、心肾不交、遗精梦泄。（《医醇賸义》．费伯雄）

小茴香

茴香性温入脾经，能补命门丹田强。
下气调中呕冷气，温经散寒疝气良。

功　效　温肾散寒、行气开胃。

主　治　小肠疝气、少腹疼痛、下腹坠痛、睾丸胀痛、月经错后、行经腹痛、胃脘寒痛、气逆呕吐。

辨　议　小茴香与胡芦巴均能温肾、散寒、治疝。小茴香偏于浅近新寒；胡芦巴偏于陈久痼寒。小茴香与吴茱萸均治寒疝，但吴茱萸偏于温肝；小茴香偏于温肾。小茴香生用偏于理气，盐水炒用偏于温肾。

用量用法　0.25~9克。

使用注意　阴虚有热者忌用。

附　方　导气汤：川楝子12克，木香9克，茴香6克，吴茱萸（泡）3克，水煎服。治寒疝疼痛。（《医方集解》，汪昂）

高良姜

（附红豆蔻）

良姜辛热性纯阳，暖胃温脾解酒伤。
冷气寒邪祛脘痛，恶心吐水转筋尝。

功　效　温胃散寒、降逆止呕、行气止痛、消食化滞。

主　治　胃脘冷痛、胃寒呕吐、嗳气吞酸、消食解酒。

辨　议　高良姜偏于温胃散寒，常治脘腹寒痛；干姜偏于温脾散寒，常治脐腹寒痛。高良姜温重于辛，长于温中走里、散内寒、止疼痛；生姜辛重于温，长于外达走表、祛外寒止呕吐。高良姜子又名红豆蔻，温肺散寒、醒脾燥湿、消食解酒。

用量用法　2.5~9克。

使用注意　因热而致的吐泻及胃痛者禁用。

附　方　高良姜、五灵脂各6克，共研为细末，每回3克，温水调服。治胃寒腹痛、心腹冷痛。（经验方）

荜 芨

荜芨辛热暖胃寒，温中下气祛痰安。
肠鸣腹冷兼痃瘕，呕吐浆酸水泻良。

功　　效　温中散寒、下气消胀、止痛止呕。

主　　治　胃脘冷痛、虚寒腹胀、呕吐泄泻。

辨　　议　荜芨色青黑，味辛，有胡椒之香气。为芳香健胃镇痛药，又为兴奋驱风止痛剂，可治疗胃脘痛、神经性头痛、牙疼及肠鸣腹泻等，并用于慢性鼻黏膜炎、鼻塞等。《本草纲目》说："荜拨（即荜芨），为头痛、鼻渊、牙痛要药。取其辛热能入阳明经散浮热也。"

现代研究　荜芨有抗溃疡作用，对幽门螺杆菌引起的胃溃疡有显著抑制作用。

用量用法　1.5~3克。

使用注意　实热郁火及阴虚火旺者忌用。

附　　方　荜芨、细辛、白芷、防风各等分，研为细粉，每次20克，作100毫升温浸剂，滤过，频频含之。治龄龋齿神经痛。（《现代实用中药》．叶橘泉）

草豆蔻

草蔻辛温燥湿君，开郁破气治胃痛。
中焦不化胀痞闷，呕吐泻痢厌食功。

功　　效　燥湿温中、破气开郁。

主　　治　中焦寒湿不化、呕吐反胃、噎膈痞闷、腹胀泻痢、脘闷食少、胃脘疼痛。

辨　　议　草豆蔻与白豆蔻功用大致相同。草豆蔻偏于入脾，破气开郁、温中燥湿；白豆蔻偏于入肺，行气宽膈，芳香燥湿的作用不如草豆蔻。草豆蔻偏于燥湿破气而开郁；红豆蔻性烈，偏于温肺散寒、醒脾燥湿，无芳香行气的作用；肉豆蔻偏于涩固大肠而止泻；草豆蔻偏于温中调气而化湿；草果辛香燥烈之气更胜于草豆蔻，偏于截疟消痰。

用量用法　3~9克。

使用注意　久服、过服可助脾热而耗散正气。

附　方　厚朴温中汤：厚朴、桂皮各30克，甘草（炙）、草豆蔻、茯苓、木香各15克，干姜2克，生姜3片，水煎服。治脾胃虚寒、心腹胀满，以及秋冬客寒犯胃，时作疼痛。（《内外伤辨惑论》．李东垣）

胡芦巴

胡芦巴味苦性温，能暖丹田补命门。
冷气奔肠寒疝痛，元阳不足寻归元。

功　效　壮元阳、逐寒湿、理脚气。

主　治　肝肾虚寒、疝气疼痛、睾丸坠痛、小腹疝瘕、肠胃挛痛、寒湿脚气、痛经。

辨　议　胡芦巴与小茴香均能温肾散寒止疝。胡芦巴偏于陈久痼寒；小茴香偏于浅近新寒。

用量用法　3~9克。

使用注意　阴虚阳亢者忌用。

附　方　胡芦巴30克，小茴香3克，水煎至300毫升，每日3回，每回100毫升。治肠疝痛、寒气腹痛。（《现代实用中药》．叶橘泉）

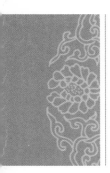

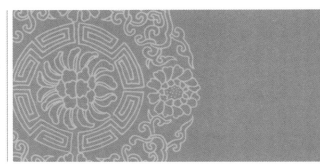

驱虫药

芜 荑

芜荑温苦杀虫侵，去湿皮肤肢节淫。
小儿惊疳疮痔瘘，心腹寒湿疼痛消。

功　　效　消积杀虫。

主　　治　蛔虫、绦虫等虫积腹痛，小儿疳积泻痢，肠风，痔瘘及皮肤骨节如虫行；外用治疥癣等。

辨　　议　芜荑主要治肠道寄生虫病外，兼有燥湿、化食的作用。常与肉豆蔻、高良姜、砂仁、诃子等同用。治疗心腹寒湿所致的疼痛及冷痢。

用量用法　4.5~6克。

使用注意　脾胃虚弱者禁用。

附　　方　芜荑仁、花槟榔各120克，为末，蒸饼糊丸如梧子大，多服20丸，白汤送服。驱除绦虫、蛔虫。（《普济本事方》，许叔微）

雷　丸

雷丸味苦且性寒，邪气能去毒气逐。
消积除虫功独擅，阳明胃热有奇观。

功　效　杀虫消积、疗疳镇痛。

主　治　绦虫、钩虫、蛔虫等虫积腹痛，以及小儿疳积、癫狂、痫证、恶风多汗。

辨　议　雷丸最常用于绦虫、囊虫病，能将肠中绦虫虫节及囊虫破坏而达到驱虫作用。

现代研究　雷丸配合干漆、雄黄、炙山甲等，为丸，长期使用，对脑囊虫病有一定效果。

用量用法　9~20克，做丸、散剂服用较好。

使用注意　雷丸加热至60℃ 0.5小时，则大部分失效，加热12小时则全部失效，故不宜煎服。

附　方　追虫丸：雷丸600克，木香200克，槟榔、黑丑各800克，共研细末，用茵陈200克，皂荚、苦楝皮各100克，煎汤泛丸，如绿豆大，每服10克，小儿适减，每于早晨空腹时服，糖汤送下。为蛔虫、绦虫驱除剂。（《证治准绳》．王肯堂）

大风子

大风辛热外科宗，癣疥癞疮用抹封。
祛风除痰伤血络，消虫去毒有奇功。

功　效　祛风燥湿、攻毒杀虫。

主　治　麻风、杨梅疮、疮疹疥癣、手背皲裂。

辨　议　大风子据诸书记载，味辛性热。其药只可取油以杀疮疥，治大风病。然烈毒之性，不可多服。唯有外用，不入内治。凡入丸药汤药，宜除油为妙。

用量用法 外用适量。

使用注意 大风子有大毒，使用宜慎。

附　方 大风子煅存性，研细粉10克，轻粉研细，用0.5克泥和麻油调涂。治麻风疮烂及梅毒疮。（《和汉药考》，小泉荣次郎）

槟　榔

槟榔利气又攻坚，破胀消痰下气良。
化食杀虫除痰癖，肠便气闭用之先。

功　效 降气痃滞、行痰下水、消积杀虫。

主　治 绦虫、姜片虫、蛔虫等虫积腹痛，乳食积滞，胸腹胀闷，积块便难，痢疾后重，脚气水肿。

辨　议 槟榔性如"铁石之降"，故降气下行效力大于枳实，兼能杀虫；枳实消导积滞、除痞满的功效大于槟榔。槟榔驱绦虫、消疳积；使君子杀蛔虫、健运化。

用量用法 4~9克，驱绦虫时可用至60~90克或更多些。

使用注意 气虚及大肠溏泻者不宜用。

附　方 鸡鸣散：槟榔、紫苏叶各10克，吴茱萸、橘皮、木瓜、生姜各6克，桔梗5克，水煎至200毫升，去渣，冷服。治脚气、脚倦、水肿。（外台秘要方，中华中医药学会）

雄 黄

雄黄解毒入肝经，辟鬼除邪痔瘘灵。
暑疟痰涎兼治痫，蛇伤疮疥杀虫侵。

功　效　解毒杀虫、燥湿祛痰、避秽截疟。

主　治　痈疮疔毒、虫积腹痛、虫蛇咬伤、小儿惊痫、疟疾、疥癣。

辨　议　雄黄的有效成分为三硫化二砷，常为外用药，疗疥癣恶疮；又为毒蛇虫螫伤之解药，内服祛痰、解毒、治惊痫。

用量用法　0.15~0.3 克，入丸、散用，外用适量，熏涂患处。

使用注意　雄黄有毒，内服慎用，不可久服，孕妇忌用。

附　方　雄黄如豆大者 7 粒，每粒用大枣去核包裹之，炭火上煨存性，研细末，搽患部。治牙疳臭烂，即坏疽性齿龈炎。（*经验方*）

苦楝皮

苦楝根皮有微毒，味苦性寒驱蛔虫。
其性苦寒泻湿热，杀虫堪比山道年。

功　效　驱蛔虫、泻湿热。

主　治　虫积腹痛、杀蛔蛲虫、疗治疥癣。

辨　议　苦楝皮可以单味使用，杀虫力强，大多数都能打下蛔虫，不必用泻下药。

现代研究　实验证明苦楝皮的作用与山道年相似，但作用较缓慢，毒性比山道年小。

用量用法　5~10 克。

附　方　苦楝皮酒：楝根皮细切 100 克，60% 乙醇溶液 500 毫升，温浸 7 日，绞渣过滤，仍加 60% 乙醇溶液 500 毫升，作健胃用，每回 2~3 毫升。治蛔虫腹痛。（*《和汉药考》，小泉荣次郎*）

使君子

使君子甘温味香，儿童消积杀虫良。
面黄肌瘦疳积热，过量能致呃逆晕。

功　　效　健脾胃、除虚热、消积杀虫。

主　　治　小儿脾胃虚弱、停乳食滞、虫积腹痛、食欲不振、便溏低热。

辨　　议　使君子与苦楝皮、鹤虱均为驱蛔虫、蛲虫之主药。使君子驱力较强，单用即有效，其味甘气香，性平质润，能助运扶脾、消积通肠，尤宜于小儿，可用于治疗疳积形瘦、腹痛有虫；苦楝皮杀虫之力较使君子更强而可靠，对钩虫也有较强的驱杀作用，又能清热燥湿，外用可以治疗疥癣疮癫；鹤虱杀虫又可消积，常用于治疗虫积腹痛。

现代研究　使君子的水溶性成分（使君子酸钾）可使猪肉绦虫头部麻痹而被排出。

用量用法　3~9克。

使用注意　大量服用可产生呃逆、腹胀、头晕、恶心等副作用。

附　　方　使君子肉、槟榔各6克，水煎至100毫升，餐前顿服。为蛔虫驱除剂，上为小儿剂量。（《现代实用中药》．叶橘泉）

常　山

常山有毒兼性寒，专祛痰涎截疟丹。
食积风邪湿温瘴，须分虚实审其端。

功　　效　消痰截疟。

主　　治　间日疟、三日疟、恶疟。

辨　　议　常山祛痰积，偏治间日疟、久疟；草果除瘴疠湿气，偏治瘴疟。

现代研究 常山治疗间日疟比奎宁效果好。有报道说，常山有解热作用。常山含常山碱，能控制疟疾，其副作用会引起呕吐。

用量用法 3~6克，重症可用9克。

使用注意 常山有毒。虚弱者慎用。

附　　方 常山饮：常山（烧酒炒）6克，草果（煨）、槟榔、知母、贝母各3克，乌梅2个，姜3片，大枣2枚，酒半水煎服。治疟久不已者。（《太平惠民和剂局方》.太平惠民和剂局）

百　部

百部味甘苦微温，润肺止咳新旧同。
肺痨咳嗽百日咳，疥癣蛔虱治有功。

功　　效 润肺止咳、杀虫止痒。

主　　治 风寒感冒咳嗽、肺痨咳嗽、百日咳、蛲虫病、蛔虫病、头虱、体虱、阴痒。

辨　　议 百部杀虫，又有润肺止咳的功效，不温不腻，对新旧咳嗽皆宜使用；蛇床子杀虫，还有温肾助阳，除湿止痒的功效，常用于阳痿、宫冷、带下、阴痒。

现代研究 百部对人型结核分枝杆菌有完全抑制作用，有镇咳作用，对流行性感冒有预防和治疗作用。

用量用法 3~9克，外用适量。

使用注意 消化不良及大便泄泻者不宜用。

附　　方 百部根、麻黄各5克，薏苡仁10克，苦杏仁3克，水煎600毫升，煎至200毫升，每日3回分服。治肺结核，急、慢性支气管炎，咳嗽。（《和汉药考》.小泉荣次郎）

贯 众

贯众微寒味苦焉，崩中带下杀虫先。
祛邪热毒除癥瘕，产后血气腹胀鞭。

功　　效　清热解毒、杀虫止血。

主　　治　蛔虫病、钩虫病、绦虫病、吐血、衄血、二便出血、崩漏、血痢。

辨　　议　贯众杀虫，又能清热解毒、凉血止血；百部杀虫，又能润肺止咳；牵牛子杀虫，又能逐水祛积。

现代研究　贯众在流产时使用可以使子宫收缩，促进胚胎组织排出体外；还有抗癌作用。

用量用法　6~9 克。

使用注意　阴虚内热及脾胃虚寒者不宜使用。孕妇慎用。

附　　方　贯众（炒研细粉）、金银花（炒研细粉）各 2 克，甘草粉 10 克，混合，每回温水冲 1~2 克，3~4 小时 1 回。治阿米巴痢疾。

（《现代实用中药》．叶橘泉）

大 蒜

大蒜辛温健胃脾，祛寒去湿辟瘟宜。
消痈散肿能止痢，解暑除虫蛊毒清。

功　　效　消肿解毒、杀虫、降血脂。

主　　治　痈疖肿毒、癣疮辅助治疗、肺结核病、痢疾腹泻、高脂血症。

辨　　议　大蒜、葱白、薤白均为常用食物。大蒜偏于杀虫解毒、开胃健脾；葱白偏于通上下之阳，以防阳将之脱离；薤白偏温胸中之阳，而散上逆之浊气。

用量用法　适量。

附　　方　大蒜 100 克，阿魏 50 克，捣烂为丸，如绿豆大，外朱砂为底，瓷瓶密贮，每服 2~4 克，每日 3~4 次。治急、慢性肠炎，下利臌胀及寄生虫性肠炎。（《现代实用中药》．叶橘泉）

鹤　虱

> 鹤虱苦辛入厥阴，能通五脏杀虫侵。
> 疗蛔腹痛食积证，时作时平此药箴。

功　　效　杀虫消积。

主　　治　虫积、食积、乳积而致的肚腹臌胀、疼痛，呕吐嘈杂，饮食少纳。

辨　　议　鹤虱的功效驱虫，治疗各种肠道寄生虫病，但准确应是驱蛔虫药。可单味为丸、散服，尤常与同类驱虫药同用，以增强杀虫之效。

用量用法　2.5~6 克。

附　　方　化虫丸：鹤虱、胡粉（炒）、苦楝皮、槟榔、芜荑、使君子各 15 克，枯矾 7.5 克，为末，水煎米糊作丸，量人大小服之，一岁儿童可 1.5 克。治肠胃诸虫为患。（《太平惠民和剂局方》．太平惠民和剂局）

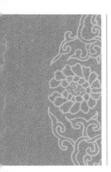
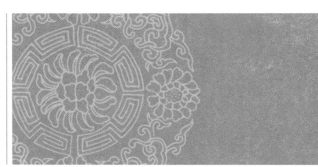

补益药

人 参

人参甘苦性微温，大补元气扶阴阳。
益土生金开心智，生津止渴主痨伤。

功　　效　补五脏、安精神、健脾肺、益津气、救虚脱。

主　　治　久病重病、气虚心悸、失血失津、短气虚喘、倦怠久泻、遗溺脱肛、崩漏带下、小儿慢惊。

辨　　议　人参有野生与栽培之别，栽培又分红参、生晒参和白人参（也叫糖参）。红参刚强温燥，适用于回阳救急；生晒参不温不燥，性平和，补气养津；白人参性最平和，效力较小；野山参大补元气、滋养阴津，但货源少。党参常为人参代用品，补气健脾。

现代研究　人参能增强大脑皮质兴奋过程的强度和灵活性，有强壮人体的作用，并有强心和促进男女性腺功能的作用，另外有降低血糖、抗毒、提高对缺氧的耐受性等作用。

用量用法　1.5~9克，独参汤等救急时，可用9~30克。

使用注意　反藜芦，畏五灵脂。

附　　方　人参汤：人参、甘草、白术、干姜各9克，作煎剂。治胃虚弱之胸痹，即理中汤。（**仲景方**）

党 参

党参味甘性和平，益气补中又生津。
心悸气短便溏薄，调脾补肺精神提。

功　　效　健脾益气、补中益血、益胃生津。

主　　治　脾胃虚弱、乏力倦怠、便溏食少、心悸气短、自汗脱肛。

辨　　议　党参补气，脾肺俱补，燥湿之力不如白术；白术补脾气，并能健脾燥湿。党参补气，其效迅速；黄精补气兼能润心肺、填精髓、助筋骨，但其性平和，其效缓慢，久服才能有效。

现代研究　党参有强壮人体、提高身体抵抗力、增加红细胞、减少白细胞、扩张周围血管、降低血压、抑制肾上腺素升压的作用。

用量用法　3~9 克，重病、急病可用至 15~30 克。

使用注意　禁忌和注意事项同人参。

附　　方　党参 16 克，山药 15 克，薏苡仁、麦冬、苦杏仁、款冬花、车前子各 10 克，甘草 3 克，水煎至 200 毫升，每日 3 回分服。治肺结核初期咳嗽。(《现代实用中药》，叶橘泉)

黄 芪

黄芪固表用生凉，炙则温中补气强。
有汗能收无汗发，排脓内托并疮疡。

功　　效　固表止汗、补中益气、补气生血、托疮排脓、消退水肿。

主　　治　表虚自汗、中气下陷、久泻脱肛、子宫脱垂、崩漏带下、气血虚脱、消渴引饮、疮疡难溃或久溃不敛、水肿小便蛋白。

辨　　议　黄芪补气，既能升补脾气，又能益肺固表；党参补气，只能健脾补气，无固表之力，但党参还能益气生津，黄芪则无益气生津之效。黄芪兼能利水；党参无利水作用。黄芪生用偏于走表，能固表止汗、托里排脓、敛疮收口；炙用重在走里，能补中益气、提升中焦清气、补气生血、利尿。

现代研究 黄芪对肾炎水肿有效,能消除蛋白尿,有保肝、强心、降压、抑菌作用,并有类生殖激素作用。

用量用法 3~9克，需要时可用至30~120克。

附　方 防己黄芪汤：黄芪15克，防己12克，白术9克，甘草（炙）6克，生姜4片，大枣1枚。水煎至200毫升，每日3回分服。治风水、脉浮身重、汗出恶风及诸风诸湿、麻木身痛。(《金匮要略》. 张仲景)

甘　草

甘草生平炙温中，能谐诸药不相攻。
和凉峻润剂宜人，国老能除百病宗。

功　效 补脾、清热、解毒、缓急、润肺、调和药性。

主　治 脾虚乏力、心悸脉代、咳嗽多痰、食少纳差、脘腹虚痛、肢体拘急、痈疽疮毒及诸般中毒。

辨　议 蜜炙甘草适用于补中益气；生甘草适用于清热解毒。生甘草稍治尿中疼痛，适用于淋病；生甘草节适用于消肿毒、利关节；生甘草去皮（粉甘草）适用于清内热、泻心火。

现代研究 长期大剂量服用甘草可引起水肿、高血压。甘草流浸膏能抑制组胺引起的胃酸分泌作用，可用于溃疡的治疗，有类糖皮质激素作用，可用于艾迪生病（原发性慢性肾上腺皮质功能减退），与考地松同用，有互补作用。

用量用法 1~9克。

使用注意 反京大戟、甘遂、芫花、海藻。

附　方　炙甘草汤：甘草（炙）12克，生姜（切）、桂枝（去皮）各9克，人参6克，麦门冬（去心）、火麻仁各10克，生地黄50克，阿胶6克（烊化，冲服），大枣（擘）10枚。水煎，每日3回分服。治伤寒、脉结代、心动悸、虚羸少气、舌光少苔，或质干而瘦小者，或肺痿涎唾多，心中温温液液者。（仲景方）

白　术

白术甘温好健脾，消痰燥湿养肝宜。
和中止泻兼止吐，健脾益气敛汗时。

功　效　健脾燥湿、益气生血、和中安胎。

主　治　中焦不健、脘闷腹胀、便溏水肿、眩晕恶阻、胎动不安。

辨　议　白术补气，偏于健脾，补中焦以生气，适用于生气血以治虚；党参、人参补气，偏于补肺脾之气，适宜补虚救急。生白术益气生血；炒则健脾燥湿；炒焦则开胃助消化、散癥瘕；土炒则健脾胃而止泻。

现代研究　白术可使胃肠分泌旺盛、蠕动增速，入血可使血液循环增快，还有降低血糖和利尿作用。

用量用法　4.5~9克，也可用至15~30克。

附　方　茯苓桂枝白术甘草汤：茯苓12克，桂枝9克，白术、甘草（炙）各6克，水煎温服。治心下逆满、气上冲胸、呕吐清水痰涎、头目昏眩、短气或心悸、苔白滑、脉沉紧。（仲景方）

黄　精

黄精味甘且性平，能安五脏益脾精。
宁心润肺除风湿，久服延年羽毛轻。

功　　效　补脾气、养胃阴、润心肺。

主　　治　脾胃虚弱、神疲乏力、食少津干、肺心阴虚、干咳痰少、失眠多梦、风湿痹痛。

辨　　议　黄精补而不腻，偏于补中益气、滋养肺脾阴津；何首乌偏于滋补肝肾、养血益精。

现代研究　黄精有降血压、降血糖、降血脂、防止动脉粥样硬化、延缓衰老和抗菌等作用。

用量用法　6~9克。

使用注意　阴盛气滞者忌用。

附　　方　黄精15克，薏苡仁10克，沙参5克，水煎至200毫升，每日3回分服。为强壮剂，治初期肺结核。（《现代实用中药》，叶橘泉）

熟地黄

熟地甘温补肾肝，生精益髓产胎难。
劳伤风痹兼滋水，养血聪明耳目宫。

功　　效　补血生津、滋肾养肝。

主　　治　腰脊酸软、遗精多汗、萎黄消渴、头晕心悸、月经不调、血崩失眠、盗汗消瘦、耳鸣耳聋。

辨　　议　鲜或干生地黄主用于凉血、清热、滋阴、止血。熟地黄补血兼能填精，滋补肝肾兼能养心血；阿胶补血兼能止血，滋补肝肾兼能养肺阴。熟地黄补肝肾，其性偏温，补血远大于桑椹；桑椹补肝肾，其性偏凉，补血不如熟地黄。熟地黄补血，其性静，当归补血，其性动；熟地黄滋阴精而养血，当归生新血补血，二药互补。熟地黄乌发之力不如何首乌，何首乌补血之力不如熟地黄。

现代研究 熟地黄有明显降低血糖作用。

用量用法 9~25克，重者可用至30克，久服宜用砂仁伴，以免腻隔。

使用注意 阳虚阴盛、痰多胎腻、胸膈滞者不宜用。

附　方 右归饮：熟地黄12克，山药（炒）、杜仲（姜制）、枸杞各6克，甘草（炙）、肉桂、制附子、山萸肉各3克，水煎服。治畏寒肢冷、气怯神疲、腹痛腰酸、阳痿早泄、宫寒不孕、月经不调等命门五阳衰弱阴胜者。（景岳方）

当归

当归补血润肺肠，通便调经腹痛良。
跌打瘀肿痈疮痛，阴虚不足证皆尝。

功　效 补血、活血、润肠通便、调月经。

主　治 血虚、心悸、头晕目眩、月经不调、闭经痛经、痈疮初起。

辨　议 当归头与尾偏于活血、破血；当归身偏于补血、养血；全当归补血又活血；当归须偏于活血通络。酒当归（酒洗或酒炒）偏于行血活血；土炒当归可用于血虚而又兼大便溏软者；当归炭用于止血。

现代研究 当归对子宫有兴奋与抑制两种作用；其水溶性成分挥发性弱，结晶性成分能兴奋子宫而使收缩加强；其挥发油能抑制子宫平滑肌而使子宫弛缓。当归有抗维生素E缺乏症的作用，对志贺氏菌、伤寒杆菌、溶血性链球菌有抑制作用。

用量用法 3~9克，急、重病可用至15克。

使用注意　大肠滑泄、火旺者不宜用。

附　方　当归建中汤：当归 7 克，桂枝、生姜、大枣各 6 克，芍药 10 克，饴糖 50 克，水煎，每日 3 回温服。治妇人产后贫血、壮强补血。（*仲景方*）

白　芍

> 白芍酸寒主柔肝，收阴敛逆去烦安。
> 缓中止痛安胎气，赤芍功同泻更良。

功　效　养血荣筋、缓急止痛、柔肝安脾。

主　治　阴虚肝旺、头晕失眠、轰热易怒、肢体拘挛、屈伸不利、胁肋腹痛、月经不调、安脾止泻。

辨　议　白芍偏于养血益阴、养肝阴，补而不散；赤芍偏于行血散瘀、泻肝火，散而不补。白芍入肝，能敛肝阳；当归入肝，能动肝阳。白芍性静，当归性动，二者合用，互利互助。白芍与熟地黄均能补血。白药补血以入肝养阴为主；熟地黄补血以入肾生精为主。白芍酸寒；熟地黄甘温。

现代研究　白芍有抑菌作用，能缓解由胃肠蠕动亢进而引起的腹部疝痛。

用量用法　4.5~12 克，重症 15~30 克。

使用注意　产后瘀血及恶露不下者忌用。

附　方　芍药甘草汤：白芍（酒炒）10 克，甘草 5 克，水煎服。治腹中不和而痛。（*仲景方*）

紫河车

河车温性补虚劳，补血益精壮阳高。
垂体前叶功退减，劳损羸弱独占鳌。

功　效　大补气血、滋补元阳、安神志、退骨蒸、止劳嗽。

主　治　阳痿遗精、女子不孕、少乳闭经、羸瘦少气、盗汗咳喘等一切虚弱之证。

辨　议　紫河车补肾、肝阳气，能益血助气；鹿茸补肾、督之阳气，能生精益髓。

现代研究　紫河车也称胎盘，能促进乳腺、女性生殖器、卵巢发育；有免疫作用，增强抵抗力；对子宫发育不全、子宫萎缩、机能性无月经、子宫肌炎、少乳、出血、产后垂体前叶功能减退、贫血、肺结核、支气管炎等都有作用。

用量用法　2~4.5克，常在丸药中使用，或焙干研粉，装入胶囊中服用，不入汤药中。

使用注意　舌苔厚腻、食欲不振、大便溏泄者均不适用。

附　方　紫河车100克，淮山药60克，研细粉，每服3~5克，开水送，每日3回，食后服。治肺结核、神经衰弱、产后衰弱不复。

（《现代实用中药》．叶橘泉）

阿　胶

阿胶补肺养肝功，吐衄安胎崩血用。
补血止血兼润燥，咳嗽虚劳痔肠风。

功　效　补血、滋阴、润肺、止血。

主　治　血虚头晕、心悸、心烦不寐、久热伤阴、虚风内动、肺燥咳嗽、肠燥便秘、咯血吐血、便血尿血、崩漏胎漏、胎动不安。

辨　　议　阿胶与熟地黄均能滋阴补血。阿胶偏于润肺养肝、养血滑肠、补血滋阴，兼能止血；熟地黄偏于补肾阴，填精髓而补血。黄明胶（牛皮胶）补益之力不如阿胶，但黄明胶兼有活血解毒的作用。

现代研究　阿胶能促进细胞与血红蛋白增加。

用量用法　4.5~9 克。

使用注意　舌苔厚腻、食欲不振、大便溏泄者均不适用。

附　　方　白头翁加甘草阿胶汤：白头翁、黄连、黄柏各 6 克，阿胶 8 克，甘草 4 克，水煎至 200 毫升，每日 3 回分服。治便血、异常子宫出血。（*仲景方*）

何首乌

何首乌温入肾肝，祛风养血髓精干。
壮骨强筋乌须发，风劳癞病带崩安。

功　　效　养血益精、平补肝肾、乌发润肠、消瘰疬、治疟疾。

主　　治　血虚失眠、肾虚滑精、妇人带下、须发早白、虚性便秘、瘰疬、疮疥、肤痒、虚疟。李时珍《本草纲目》记载能"止心痛"。

辨　　议　何首乌不寒不燥，不腻膈，又有养血祛风之功，是熟地黄所不能及的；熟地黄滋补肝肾，填精益髓之力较何首乌优，但滋腻碍胃。缓中补，何首乌为好；急滋补，熟地黄为宜。何首乌偏滋补肝肾，养血益精；黄精也补而不腻，但偏补中益气，滋养肺胃阴津。何首乌藤，名夜交藤，治失眠、去风湿、舒经络、除痹痛，外用可去风疮疥癣。何首乌生用消瘰疬、解疮毒、泄便结；制用补肝肾、强筋骨、养血、固精。

现代研究 何首乌有强心作用，能阻止胆固醇在肝内停积，减轻动脉粥样硬化。

用量用法 9~15克，重症20~30克。

附　　方 七宝美髯丹：何首乌40克，怀牛膝、补骨脂、茯苓、菟丝子、当归、枸杞子各8克，共研细粉蜜丸，每日3回，每回4克，开水送服。治老衰、乌头发。（邵应节方）

枸杞子

枸杞子味甘性平，滋补肾肝助阴同。
生津益气强筋骨，明目祛风消渴功。

功　　效 滋补肝肾、益精明目、养阴补血、滋阴止渴。

主　　治 腰膝无力、阳痿便溏、两目昏暗、视物模糊、消渴。

辨　　议 枸杞子与山茱萸均能滋肝肾。枸杞子兼能益肾中之阳；山茱萸兼能收肝胆之火。枸杞子滋养肝肾，益精明目；桑椹滋阴补血，益脑润燥。枸杞叶清上焦毒热，可止消渴，代茶饮用；枸杞的根皮，即地骨皮，清虚热、退骨蒸。

现代研究 枸杞子有降血糖的作用。

用量用法 3~9克。

使用注意 有外感发热、消化不良、易生腹泻者慎用。

附　　方 大补元煎：人参、山萸肉、甘草（炙）各3克，熟地黄、枸杞各9克，淮山（炒）、杜仲、当归各6克，水煎至200毫升，每日3回温服。治男女气血大坏、精神失守。（景岳方）

山 药

山药味甘入肺脾，益气强肾固脾时。
消渴气短治带下，劳损遗精泻痢宜。

功　　效　补脾肾、益肺气、强固精、治带下。

主　　治　脾虚少食、泄泻、白带异常、肺虚短气咳嗽、肾虚遗精、虚热消渴、小便频数。

辨　　议　山药补肾强精之力大于白术；白术燥湿健脾，益气生血之力大于山药。炒山药与炒薏苡仁均能健脾止泻。山药偏补脾肾而固涩；薏苡仁偏利湿燥脾。

用量用法　9~15克，必要时可用至30克。

附　　方　参苓白术散：人参、白术（土炒）、茯苓、甘草（炙）、山药、扁豆、薏苡仁、莲肉（去心）、陈皮、砂仁、桔梗，为末，每服9克，枣汤或米饮调服。治脾胃虚弱、饮食不消、或吐或泻。（《太平惠民和剂局方》，太平惠民和剂局）

扁 豆

扁豆甘温正补脾，清阳降浊去痧宜。
调中暖胃三焦利，止渴还能止泻痢。

功　　效　健脾养胃、消暑除湿。

主　　治　脾虚泄泻、暑湿呕吐、泻痢烦渴、头昏胸闷。

辨　　议　扁豆花解暑大于扁豆；扁豆衣清暑热、利暑湿优于扁豆。炒扁豆健脾养胃。扁豆与薏苡仁均能健脾。扁豆偏于消暑除湿；薏苡仁偏于淡渗利湿。

用量用法　4.5~12克，扁豆花、扁豆衣质轻，可适当减少些。

附　　方　六和汤：扁豆（姜制）、苦杏仁（去皮尖）、人参、赤

234

茯苓、藿香、厚朴（姜制）、木瓜、香薷、半夏（汤洗7次）各3克，甘草（炙）1.5克，水煎温服。治霍乱转筋、呕吐泄泻、寒热交作、痰喘咳嗽、胃脘痞满、头目昏痛、水肿倦怠、小便赤涩。（《奇效简便良方》.丁尧臣）

| 龟 甲 | 龟甲甘咸性微寒，滋阴潜阳任督经。
虚劳骨蒸崩中带，脚痿癥瘕久嗽钦。 |

功　效　滋阴潜阳、益肝益肾、强筋壮骨、通和任督。

主　治　阴虚盗汗、骨蒸劳热、虚风内动、头晕目眩、筋骨痿弱、疟母、小儿解颅。

辨　议　龟甲胶滋阴补血强于龟甲，并能止血，但通血脉、消癥痕之力不如龟甲。龟甲偏通任脉，补肾阴；鹿茸偏通督脉，补肾阳。龟甲长于补阴降火，功力偏于滋收；玳瑁长于平肝镇惊，功力偏于潜降。龟甲胶收孤阳之汗，安欲脱之阴；鹿角胶补阴中之阳，通督脉之血。

用量用法　9~25克，必要时用30~60克，打碎先煎。

使用注意　舌苔腻及食欲不振者慎用。

附　方　镇肝息风汤：怀牛膝、生赭石（研细）各30克，生龙骨（捣碎）、生牡蛎（捣碎）、生龟甲（捣碎）、生麦芽、茵陈各6克，甘草4.5克。治类中风，用于高血压、脑血栓形成、脑出血、血管神经性头痛等。（《医学衷中参西录》.张锡纯）

鳖 甲

鳖甲味咸性微寒,潜阳平肝又滋阴。
骨蒸劳热胁肋满,软坚散结疟母专。

功　　效　滋阴清热、软坚散结、平肝潜阳。

主　　治　骨蒸潮热、热病伤阴、虚风内动、手足蠕动、妇女闭经、疟母痞块、癥瘕。

辨　　议　鳖甲入肝退热,散结之力大于龟甲;龟甲入肾滋阴,补益之力大于鳖甲。鳖甲除肋满、散疟母;牡蛎化痰结、消瘰疬。

用量用法　9~15 克,重疟可用至 30 克,入汤须先煎。

使用注意　无阴虚内热及消化不良、肠冷便泄者忌用。

附　　方　鳖甲煎丸:鳖甲(炙)、赤硝各 90 克,蜣螂 45 克,芍药、牡丹皮、土鳖虫各 37 克,蜂巢 30 克,乌扇(炒)、柴胡、黄芩、鼠妇、干姜、大黄、桂枝、厚朴、石韦、紫薇、阿胶(炙)各 22.5 克,瞿麦、桃仁各 15 克,葶苈子、半夏、人参各 7.5 克。上为末,炼蜜为丸,每丸 3 克,每日 3 回服用。治胁下癥块、伴见舌淡紫、苔白、脉弦细涩。(《金匮要略》·张仲景)

蜂 蜜

蜂蜜百花采酿成,生平熟暖补中清。
甘和解毒调荣卫,便闭能通润燥精。

功　　效　滋肺气、润止咳、滑肠便、益脾气、解毒、缓和药性。

主　　治　脘腹虚痛、肺燥干咳、中虚便秘,外治疮疡久溃不敛及汤火烫伤等。

辨　　议　蜂蜜味甘,能润肺、润肠,治疗肺燥咳嗽、大便干结;大枣味甘,专补脾胃、益气养血,无润肠通便之力。

用量用法 12~30克，冲服，外用涂抹患处。

附　方 蜂蜜60克、生甘草10克、陈皮6克，水煎至200毫升，去渣，冲入蜂蜜，每日3回分服。治胃及十二指肠溃疡。（《现代实用中药》.叶橘泉）

鹿　茸

（附鹿角、鹿角霜、鹿角胶）

鹿茸补血助阳强，健骨强筋治肾凉。
崩带遗精虚劳损，头眩目暗四肢软。

功　效 补肾阳、强筋骨、益精髓、养血。

主　治 肾虚腰冷、四肢酸楚、头晕目眩、遗精阳痿等虚损衰弱之证。

辨　议 鹿角作用与鹿茸差不多，只是作用缓弱，但活血散瘀、消肿毒作用大于鹿茸，治虚劳腰痛、疮疡中毒。鹿角胶滋补止血之力大于鹿角，鹿角霜为鹿角熬胶之残渣，可用于脾胃虚寒、食少便溏。

用量用法 鹿茸0.6~1.5克，不入汤，常作为粉剂或入丸剂中使用。鹿角3~9克，也可至15克。鹿角胶6~9克，烊化服。鹿角霜6~9克，也可用至20~25克。

附　方 斑龙丸：鹿角胶、鹿角霜、菟丝子、柏子仁、熟地黄各100克，白茯苓、补骨脂各50克，制成丸剂，每日3回，每回5克，食后盐汤送服。治虚损、理百病、驻颜益寿。（《医学正传》.虞抟）

蛤　蚧

蛤蚧咸平补肺肾，强阴益智助阳兴。
纳气定喘兼消嗽，阳痿遗精咯血寻。

功　　效　滋补肺肾、定气纳喘、治痨益精。

主　　治　虚证喘促、肺痨咳嗽、咯血不停、阳痿遗精。

辨　　议　蛤蚧与胡桃肉均有补肾益肺、纳气定喘之功效，治肺肾虚喘、肾阳不足、阳痿不举、腰酸腿软，胡桃肉还有润肠通便之功效。

用量用法　蛤蚧1对，涂以蜜酒烤脆研末，一般配人参，以蜜为丸，每次3克，日2次。

附　　方　蛤蚧1~2对，去头足，用身尾。焙燥，研细粉，称取20克，党参细粉、龟甲（炙，研粉）、沙参粉各20克，混合研匀，以枣肉制成丸药，每粒重1克，每日3回，每回1~2丸。治肺结核、老人慢性支气管炎喘嗽、心脏衰弱等。（《现代实用中药》．叶橘泉）

人乳汁

人乳甘咸五脏安，羸弱虚劳天籁年。
滋阴润燥疗消渴，胃冷脾寒莫轻贪。

功　　效　滋阴润燥、补虚养血、止渴降逆。

主　　治　虚劳羸弱、痿软瘫痪、消渴不止、噎膈反胃、大便燥结、闭经不通。

辨　　议　大人喝母乳是没有大功效的。母乳中含的蛋白质能够抵抗病毒，因大人体内已有抵抗能力，所以喝母乳是发挥不了作用的。对于体弱多病的人能够起到提高人体免疫力的效果，但不能满足成年人的身体需要，要在生活中加强食物营养，适当锻炼来提高免疫力。

用量用法　适量温服。

附　　方　人参末、人乳粉等分蜜丸。治气血虚损。（《成方切用》，吴仪洛）

| 胡　桃 |

> 胡桃味甘性偏温，固肾填精敛肺宗。
> 虚喘耳鸣肠便结，腰酸遗精带下功。

功　　效　固肾填精敛肺，润燥滋阴强腰。

主　　治　虚喘、阳痿、遗精、腰酸、耳鸣、尿频、带下病、便秘。

辨　　议　胡桃肉与补骨脂皆能定喘。胡桃肉甘温，性阴柔，其肉润皮涩，润可补肾填精，强筋骨，益气血，涩可敛肺定喘；补骨脂辛苦大温，性刚烈，长于壮阳，温脾止泻，且可温肾纳气以平喘。往往二药合同、柔刚相济、肺肾兼治，以达固肾纳气、敛肺定喘之功。《本草纲目》云："破故纸无胡桃，犹水母之无虾也。"

用量用法　9~15 克。

附　　方　青娥丸：胡桃肉 30 个，补骨脂、杜仲各 100 克，青盐 3 克，制成丸剂，每日 3 回，每回 5 克。为强壮剂，治腰背痛。（《太平惠民和剂局方》，太平惠民和剂局）

| 杜　仲 |

> 杜仲甘温入肾肝，强筋壮骨治腰难。
> 降压还兼治胎漏，胎坠还从补肾看。

功　　效　补肝肾、强筋骨、益腰膝、安胎动。

主　　治　肾虚腰痛、筋骨软弱、胎漏胎动、阳痿遗溺、高血压。

辨　　议　杜仲与桑寄生均能治腰痛。杜仲气温燥湿，适用于肾经气虚、寒湿交侵所致的腰痛；桑寄生祛风湿、益血脉，适用于肾经血虚、风湿乘袭所致的腰痛。二者都有安胎作用。杜仲补肝肾之气，而胎自安；桑寄生益肝肾血脉，补筋骨而安胎。二药常同用。

现代研究　实验证明，杜仲有降压作用，炒则作用较大，煎剂比酊剂作用短，有热证可配合黄芩同用。

用量用法　3~9克。

使用注意　肾阴不足、有虚热者不宜用。

附　　方　毓麟珠：杜仲（酒炒）、人参、白术（土炒）、茯苓、白芍（酒炒）、鹿角霜、川椒各60克，熟地黄（蒸捣）、菟丝子、当归各120克，甘草、川芎各30克。为末，蜜丸，弹子大，空心服1~2丸用酒或开水送下。治妇人血气俱虚、月经不调、带浊或腹痛、瘦弱不孕等。（景岳方）

补骨脂

骨脂辛温补命门，腰酸脚软壮元阳。
肾虚泄泻遗精证，可治劳伤益火源。

功　　效　补肾阳、固下元、暖脾胃、止泄泻。

主　　治　阳痿遗精、尿频遗尿、腰膝酸冷、鸡鸣泄泻。

辨　　议　补骨脂与肉豆蔻均能止泄泻。补骨脂偏于补肾暖脾而固肠止泄；肉豆蔻偏于助脾阳，燥脾湿而涩肠止泄。

用量用法　3~9克。

使用注意　尿血、便秘者及孕妇慎用。急性泌尿系感染而致的尿频不宜用。

附　　方　补骨脂（酒蒸炒）、小茴香（炒）各100克，共研为细末，加蜜为丸如梧桐子大，每日3回，每回2~5克，温水送下。治遗尿、

尿频。（《太平惠民和剂局方》．太平惠民和剂局）

肉苁蓉

苁蓉入肾髓筋强，润肠通便相火寒。
崩中遗精腰膝痛，绝阳不与绝阴餐。

功　效　补肾壮阳、润肠通便。

主　治　腰痛膝软、阳痿遗精、筋骨软弱、月经延后、子宫寒冷、久不受孕、大便干结。

辨　议　肉苁蓉通便由于滋肾润燥；火麻仁通便由于滋脾润肠。

用量用法　6~12克，必要时可用至15~30克。

附　方　肉苁蓉10克，山茱萸5克，石菖蒲4克，茯苓6克，菟丝子8克，水煎服。治性神经衰弱。（《现代实用中药》．叶橘泉）

巴戟天

巴戟天温入肾经，强阴固精去风淫。
元气得补风邪散，五脏能安百病停。

功　效　补肾阳、祛风寒湿痹。

主　治　阳痿早泄、少腹冷痛、寒疝腰酸、寒湿腰痛、腿软消瘦。

辨　议　巴戟天补肾阳，偏入肾经血分，燥性较小；淫羊藿补肾阳，偏入于肾经气分，并有燥性。巴戟天补肾阳兼能祛风寒湿痹；肉苁蓉补肾阳兼润燥通便。

用量用法　3~9克。

附　方　巴戟肉、熟地黄各10克，人参4克，菟丝子6克，补骨脂5克，小茴香2克，水煎，每日3回分服。治老人衰弱、足膝痿痹、

步履艰困等。（《现代实用中药》．叶橘泉）

益智仁

益智仁味辛性温，暖肾缩泉又固精。
脾胃虚寒腹冷痛，温脾止泻摄涎唾。

功　　效　温脾肾、燥脾湿、摄涎唾、缩小便。

主　　治　虚寒腹痛、呕吐腹泻、肾虚遗精、遗尿、白浊小便频数、涎多泛酸。

辨　　议　益智仁燥性大，摄涎涎的作用大于覆盆子；覆盆子涩性大，补肾缩小便的作用大于益智仁。

用量用法　3～9克。

使用注意　一切燥热证及尿黄赤而且尿道疼痛的小便频数者不应使用。

附　　方　缩泉丸：益智仁、乌药、淮山药等分为末，酒制，山药为糊，每服9克，或作汤剂。治下元虚、小便频数、遗尿。（《集验方》．姚僧垣）

淫羊藿

淫羊藿性味温香，补肾滋肝治绝阳。
益土生金坚筋骨，四肢麻木冷风伤。

功　　效　补肾阳、强筋骨、祛风湿。

主　　治　阳痿遗精、筋骨痿软、风湿麻木、腰及四肢酸痛。

辨　　议　淫羊藿补肾助阳，偏于肾阳虚者；枸杞子补肾益精，偏于肾精虚者。

现代研究 淫羊藿有促进精液分泌的作用。

用量用法 3~9 克，必要时可用至 12~15 克。

附　　方 淫羊藿 8 克，生姜 2 克，甘草 1 克，水煎至 200 毫升，每日 3 回分服。治阳痿、阳绝。（《现代实用中药》. 叶橘泉）

锁　阳

锁阳温肾补阴精，润燥强筋兴阳情。
膝软腰酸兼痿弱，大肠不固莫轻听。

功　　效 温补肾阳、益精养血、润肠通便。

主　　治 肾精亏虚、阳痿早泄、腰膝软弱、血虚精亏、大便秘结。

辨　　议 锁阳与冬虫夏草均能补肾壮阳，有益精起痿之功效，常用于肾虚之阳痿、遗精及腰膝痿软。锁阳还能润肠通便，常用于治疗肾阳不足、精血亏虚之肠燥便秘；冬虫夏草还有很好的补益肺肾、纳气定喘之功，兼能止血化痰，常用于虚劳咳喘、痰中带血丝，也可作为病后体虚不复、自汗畏寒之食疗品，有补虚扶正之效。

用量用法 6~12 克。

使用注意 阴虚阳亢、脾虚泄泻及实热便秘者忌用。

附　　方 神龟滋阴丸：龟甲 12 克，知母（酒炒）、黄柏（炒赤）各 60 克，锁阳（酒洗）、枸杞子、五味子各 30 克，干姜（炮）15 克，上为末，以猪骨髓汤汁为丸，如梧桐子大，每服 70 丸，空腹盐汤送下。治舌纵、口角流涎不止、口目㖞斜、手足萎软。（《类证治裁》. 林佩琴）

蛇床子

蛇床子苦善祛风，燥湿除寒补肾功。
女子阴痒汤浴洗，腰酸带下恶疮通。

功　　效　温肾阳、暖子宫、祛风湿、杀虫痒。

主　　治　阳痿不起、宫寒不孕、湿疮、阴痒、阴道滴虫。

辨　　议　蛇床子有温肾壮阳、燥湿祛风、杀虫止痒的功效，常用于阳痿、宫冷、寒湿带下、湿痹腰痛，外治阴部湿疹、妇人阴痒；地肤子具有清热利湿、祛风止痒的作用，外洗治疗湿疹、湿疮、阴痒。临床外洗常二者合用。

用量用法　内服 3~9 克，常作丸剂用；外洗 9~30 克。

使用注意　肾经有火、性功能亢奋者忌用。

附　　方　蛇床子、山萸肉 10 克，淫羊藿 8 克，小茴香 2 克，水煎至 200 毫升，每日 3 回分服。治阳痿。（**经验方**）

阳起石

阳起石咸佑命门，强阳暖肾下焦温。
遗精阳痿阴部冷，宫寒腹痛不孕援。

功　　效　温肾壮阳、起痿固精、止漏暖宫、除湿止痒。

主　　治　阳痿不起、遗精早泄、腰膝冷痛、宫冷不孕。

辨　　议　阳起石、仙茅、胡芦巴均可温肾助阳。阳起石则主强阳起痿，男人阳痿，久服令人有子；仙茅还能祛寒除湿；胡芦巴还有散寒止痛之功。

用量用法　9~30 克。

使用注意　肾阳偏亢者不宜用。

附　　方　阳起石（煅）、补骨脂 10 克，鹿茸（炙脆）5 克，海狗肾（炙脆）2 具，共研细末，蜜为丸，如小豆大，每服 20 粒，每日 3 回，食后黄酒送服。治男子阳痿、妇女子宫冷感不孕。(《现代实用中药》．叶橘泉)

仙　茅

仙茅性温命门寒，补壮元阳耳目安。
失溺虚劳心腹冷，腰酸脚软步艰难。

功　效　温肾补阳、强筋壮骨、温脾暖胃。

主　治　肾虚阳痿、腰膝冷痛、老年遗尿、胃脘冷气、胀痛吐酸、食欲不振。

辨　议　仙茅补肾阳并能助脾运化、增进食欲；淫羊藿补肾阳并能祛风湿、强筋骨，治四肢风冷不仁。

现代研究　仙茅配淫羊藿、巴戟天、黄柏、知母、当归等同用（名二仙汤），治疗肾虚证高血压患者，取得了一定效果，可资参考。

用量用法　3~9 克。

附　方　仙茅、枸杞子各 10 克，甘草 3 克，淫羊藿 8 克，水 600 毫升煎至 200 毫升，每日 3 回分服。治心肾不交、阳痿、失眠。(《现代实用中药》．叶橘泉)

骨碎补

骨碎补温治耳鸣，肾虚久泻牙痛灵。
跌伤骨折祛骨风，破血还能止血停。

功　效　活血止血、补肾接骨、祛风骨、治牙痛。

主　治　外伤骨折、肾虚耳鸣、久泻牙痛、风毒瘀血、骨痛。

辨　议　骨碎补与补骨脂均能补肾。骨碎补偏于祛骨中毒风，治痿痹骨折，并能坚肾固齿；补骨脂偏于温补肾阳，治五更泄泻。骨碎补疗折伤，主治在骨；续断疗折筋，主治在筋。骨碎补治毒风瘀血之骨痛，寻骨风治风寒湿痹之骨痛。

用量用法　3~9克。

使用注意　胃火盛的牙痛忌用。

附　方　骨碎补10克，斑蝥5只，烧酒100毫升，浸10日，去渣，用毛刷频频刷头部。治病后秃发及圆形秃发。（经验方）

续　断

续断苦辛补肝肾，损伤腰痛续筋良。
胎动胎漏关节利，疏通血脉壮骨宽。

功　效　补肝肾、续筋骨、通血脉、利关节、安胎。

主　治　腰痛酸软、行走不利、跌打损伤、筋骨折断、外伤肿疼、胎动胎漏。

辨　议　续断入肾经血分，偏治关节不利、行走艰难；杜仲入肾经气分，偏治腰膝酸痛。二药常同用。续断偏治腰膝腿足疼痛，兼能活血；狗脊兼入督脉，偏治腰脊部僵痛，兼能祛风湿。

现代研究　腰肌劳损、扭伤、肾炎、泌尿系统感染等引起的腰痛可随证应用。

用量用法　5~10克，也可用至25~30克。

附　方　续断15克，杜仲12克，白术、当归各10克，水煎至200毫升，每日3回分服。对怀孕妇人之腰痛、预防流产有效。（《现代实用中药》·叶橘泉）

狗脊

狗脊性温补肾肝，腰酸脚软湿兼寒。
机关缓急皆能利，壮骨强筋失溺餐。

功　效　补肝肾、强腰膝、祛风湿。

主　治　肝肾虚弱、风寒湿邪、腰脊酸痛、脚软乏力、风湿痹痛、月经量多、妇人带下、遗溺尿频。

辨　议　狗脊与千年健均性温而能祛风湿、补肝肾、强筋骨，常用于治疗风湿痹痛兼肝肾不足所致的腰膝酸软。狗脊较千年健力强，最善治腰脊僵痛、俯仰不利，还能温补固摄，治疗肾虚尿频、遗尿及白带过多；千年健补力不如狗脊，善治腰膝酸冷及下肢拘挛麻木者，尤宜老年人，多入酒药。狗脊毛炒炭，外用止血。

现代研究　狗脊具有抗炎、镇痛及抗血小板聚集作用。

用量用法　6~9克，需要时可用至12~20克。

附　方　金毛狗脊15克，杜仲、牛膝各10克，生薏苡仁12克，木瓜6克，水煎至200毫升，每日3回分服，临时冲和黄酒20毫升同服更佳。治腰神经及坐骨神经痛。（《现代实用中药》，叶橘泉）

桑椹

桑椹甘凉入肾精，生津止渴镇神惊。
聪明耳目乌须发，利脏安魂解酒酊。

功　效　滋补肝肾、聪耳明目。

主　治　头晕目眩、视物不清、不寐消渴、脱发早白、大便干涩、瘰疬、关节痹痛。

辨　议　桑椹有黑白两种，白桑椹（未成熟者）功力小，黑桑椹（成熟者）功力大。

用量用法 6~9 克。

使用注意 腹部有寒、大便溏软者忌用。

附　　方 桑椹膏：黑桑椹（成熟者）1000 克，红糖 500 克，枸杞子 5 克，熬成膏，每服 9~15 克，每日 2 回，热开水冲服。滋补肝肾、聪耳明目。（经验方）

黑芝麻

胡麻补肺益肝良，五脏能滋髓骨坚。
凉血祛风兼解毒，聪明耳目润肠便。

功　　效 补精、润燥、润肠。

主　　治 肝肾不足、头晕眼花、耳鸣失听、头发早白、津枯血燥的便秘。

辨　　议 黑芝麻乌须发，兼能润便；何首乌乌须发，兼能养血。

用量用法 9~15 克。

附　　方 黑芝麻、何首乌、怀牛膝等分，研细，炼蜜为丸。每回 10 克，每日 3 回。治高血压、血管硬化、中风后半身不遂而大便闭结者。（《现代实用中药》. 叶橘泉）

小　麦

小麦味甘且性凉，养心解渴去烦宽。
轻浮麦止阴虚汗，利便兼能使汗干。

功　　效 调养心肾、解除烦热、生津止渴。

主　　治 妇人脏烦、消渴、泻痢、虚汗。

辨　议　小麦养心除烦，无止汗作用；浮小麦（干瘪体轻或枯瘦带皮而浮在水面上者）去心经虚热而止汗；麻黄根固腠理而止汗。

用量用法　9~30 克。

附　方　甘麦大枣汤：小麦 30 克，甘草 5 克，大枣 3~5 枚。治妇人脏躁。（**仲景方**）

粳　米

粳米甘平补胃脾，和中入肺晚收宜。
陈仓白米尤清热，止渴除烦火可息。

功　效　补中气、和脾胃、生津滋阴、除烦止渴。

辨　议　粳米与粟米（小米）均含有蛋白质、脂肪、碳水化合物。粳米的蛋白质、氨基酸组成比较完全，容易消化吸收，但赖氨酸含量较少。小米还含有胡萝卜素，而维生素 B_1 位归所有粮食之首。《本草纲目》说小米"治反胃热痢，煮粥食，益丹田、补虚损、开肠胃"。糙米无机盐、膳食纤维、B 族维生素（尤其是维生素 B_1）含量比精米高，是人们补充营养的基础食物，有补中益气、健脾养胃、益精强志、和五脏、通血脉、止烦、止渴、止泻的功效。

用量用法　30~50 克。

附　方　附子粳米汤：附子（炮）、半夏、粳米各 10 克，甘草 6 克，大枣 7 枚，水煎，煮米熟汤成，去渣，每日 3 回分服。治腹中寒气、雷鸣切痛、胸胁逆满、呕吐等。（**《金匮要略》·张仲景**）

糯 米

糯米甘温补肺脾，虚寒暖胃用无疑。
坚胸缩便兼收汗，病者儿童切勿饴。

功　　效　滋养强壮、补中益气、补肺健脾。

主　　治　肺虚咳嗽、中气不足、脾虚泄泻、消渴尿多、自汗多汗。

辨　　议　糯米与高粱米都是主要的谷物之一。糯米味甘，性温，主要功效是温补脾胃，适用于脾虚腹泻、气虚自汗、盗汗、妊娠后腰腹坠酸、劳损后短气乏力、尿频；高粱米味甘涩，性温，无毒，能和胃，健脾止泻，可用于治疗食积、消化不良、湿热下利、小便不利、妇女倒经、胎产不下。糯米主在温脾，高粱米兼有固涩。

用量用法　30~60 克，或入丸、散。

韭菜子

韭子甘温补肾肝，命门助暖膝腰安。
遗精失溺疗筋痿，白带白淫炒捣餐。

功　　效　温补肝肾、壮阳固精。

主　　治　遗精、阳痿、尿频、遗尿、泻痢、白带异常、腰膝酸软、顽固呃逆。

辨　　议　韭菜子温补肝肾、强壮筋骨，有止遗精之效；哈士蟆油补肾益精、养阴润肺。

用量用法　3~9 克。

使用注意　肾经有湿热者忌用。

附　　方　韭菜子、菟丝子、芡实、山药各 10 克，水煎至 200 毫升，每日 3 回服。治梦遗滑精、妇人带下。（《现代实用中药》，叶橘泉）

楮实子

楮实甘寒性助阳，强筋壮骨补劳伤。
利尿退翳兼明目，可化充饥作口粮。

功　　效　补肾清肝、明目利尿。

主　　治　头晕目眩、目生翳膜、虚热骨蒸、腰膝酸痛、水气肿胀。

辨　　议　楮实子、枸杞子、女贞子、淫羊藿均能补肾益精。楮实子补肾助阳，能收涩固精、壮筋骨、明目，其根皮能利水消肿；枸杞子补益肝肾，能益精明目；女贞子偏于补肾养阴；淫羊藿偏于补肾助阳，兼祛风除湿。

用量用法　6~15克。

使用注意　脾胃虚寒、大便溏泻者慎用。

附　　方　还少丹：熟地黄、枸杞子各15克，淮山药、牛膝各45克，山萸肉、茯苓、杜仲、远志、五味子、石菖蒲、楮实子、小茴香、巴戟天、肉苁蓉各30克，蜜炼枣内为丸。每服6~9克，每日2回。治脾肾亏虚、腰膝酸软、失眠健忘、耳鸣目暗、未老先衰、老年痴呆等。

（《洪氏集验方》，洪遵）

芡　实

芡实甘平涩精阴，补脾去湿梦遗清。
能疗浊带兼疗泻，固肾还坚小便平。

功　　效　补肾固精、健脾益气、止泻。

主　　治　遗精早泄、脾虚泄泻、倦怠乏力、食欲不振、白带异常。

辨　　议　芡实与莲子均为甘平固涩之品。芡实偏于固肾涩精；莲子偏于养心健脾。

用量用法　2~10克。

水陆二仙丹：芡实、金樱子等分研细末，炼蜜为丸。治梦遗滑精、下利。（《证治准绳》．王肯堂）

| 龙眼肉 |

龙眼甘温助补脾，宁心养血益肝衰。
肠风下血兼安神，腹满呕家用不宜。

功　　效 补养心脾、养血安神。

主　　治 心脾不足、气血虚弱、心悸怔忡、失眠健忘及一切虚损。

辨　　议 龙眼肉与大枣均能益脾。龙眼肉偏于养心补血，治疗心虚；大枣偏于补脾和胃，治疗脾虚。

用量用法 9~15克。

附　　方 归脾汤：黄芪（蜜炙）、当归（酒洗）、龙眼肉各6克，枣仁（炒研）、白术（土炒）各4.5克，人参、茯神各3克，远志2.4克，木香、甘草（炙）各1.5克，姜枣水煎服。治思虑过度、劳伤心脾、怔忡健忘、惊悸易汗、发热体倦、少食不眠、脾虚不能摄血致血妄行，妇人经带、嗜卧、肢体作痛、大便不调、瘰疬流注不能收溃敛。（《严氏济生方》．严用和）

| 北沙参、南沙参 |

沙参味淡性微寒，补肺益胃兼养肝。
久嗽金衰用必宜，外感初侵用不堪。

功　　效 养阴、清肺、清热。

主　　治 肺阴不足、干咳、痰中带血、咽干口渴、久咳失音、热病伤津、胃阴虚弱、食欲不振。

辨　　议　北沙参体重质坚，性味甘凉，主用养阴清肺、生津益胃；南沙参质轻，性味苦寒，有风热感冒而肺热者可以使用。沙参甘凉，补肺胃之阴；党参甘温，补肺胃之气。沙参补阴而制阳；人参补阳而生阴。

用量用法　4.5~12克。

使用注意　外感风寒咳嗽及肺寒白痰多者不宜用。

附　　方　沙参麦冬汤：沙参、麦冬各9克，玉竹6克，生甘草3克，冬桑叶、生扁豆、花粉各4.5克，水煎，日再服。治燥伤肺胃阴分、干咳不已、口舌干燥。（《温病条辨》．吴鞠通）

玉　竹

玉竹甘平润肺心，和颜悦色眼皆明。
除烦止渴头腰痛，不燥无寒火可敛。

功　　效　滋养气血、平补肺胃、滋阴润燥。

主　　治　肺胃阴伤、咳嗽少痰、咽干舌燥、燥热烦渴、食欲不振。

辨　　议　玉竹养阴偏在脾胃，性平而不害胃，虽养胃阴但不妨脾阳；天冬滋阴偏于肺肾，且性寒滞胃。

现代研究　玉竹有降血糖作用。玉竹的铃兰苷有强心作用，小剂量可使心率加快和心输出量增多，大剂量则相反。

用量用法　6~12克，特殊可用至15~30克

附　　方　加减葳蕤汤：玉竹12克，葱白5节，桔梗、白薇各6克，豆豉10克，薄荷5克，甘草（炙）4克，大枣3枚。治阴虚感冒、发热微恶风寒、头痛心烦、口干舌燥、咳嗽少痰、舌质红、脉细数。

（《通俗伤寒论》．俞根初）

莲 子

（附莲心、莲房炭、石莲子）

莲子甘平性补脾，崩中止带梦精遗。
养心安神健脾胃，又有石莲清心宜。

功　效 养心健脾、补肾固涩。

主　治 脾虚久泻、心悸失眠、遗精白浊、崩漏带下。

辨　议 莲子肉养心健脾；莲子心清泄心热；莲房炭止血；莲须固肾涩精；石莲子清心宁神，清利湿热止泻。

用量用法 2~10 克。

附　方 苓术菟丝丸：莲肉（去心）、白术、茯苓各 12 克，菟丝子 18 克，杜仲（酒炒）9 克，山药 6 克，五味子 3 克，甘草（炙）1.5 克，同山药末，以陈皮酒煮糊为丸，如梧桐子大，开水或酒送服 100 丸。治脾肾虚损、不能收摄，以致梦遗精滑、困倦。（景岳方）

生地黄

生地甘寒泻火干，清营消斑治胎安。
平诸血热崩中吐，丙火心肠表里看。

功　效 清热凉血、养阴生津、安胎止血。

主　治 热邪入营、内热消渴、骨蒸劳热、温毒发斑、吐血衄血、血热崩漏、胎动不安。

辨　议 鲜或干生地黄主要用于凉血、清热滋阴止血；熟地黄用于补肾滋阴、养血生精。生地黄配麦冬润肺清火；配天冬滋肾降火；配玄参解毒清热凉血；配犀角凉血化斑。

用量用法 9~15 克。如用量大或要久服，容易滞腻碍胃，此时宜用细生地黄，或配点砂仁，或用姜汁炒用。

附　方　当归六黄汤：当归、黄芪各4克，生地黄、熟地黄、黄柏、黄连、黄芩各3克，水煎至200毫升，每日3回分服。治身体虚弱、结核病、盗汗。(《兰室秘藏》．李东垣)

天　冬

天冬甘苦性寒凉，泻肺清心燥润肠。
止渴消烦兼去嗽，虚劳有火骨蒸良。

功　效　滋阴清热。

主　治　阴虚火旺、干咳少痰或痰中带血、五心烦热、心烦失眠、骨蒸盗汗、口渴多饮、便燥尿频、白喉。

辨　议　天冬与石斛均能滋肾阴。天冬兼清肺润燥；石斛兼能养胃生津。

现代研究　天冬能升高血细胞，增强巨噬功能。天冬酰胺有去除色素沉着作用，有抗菌作用。

用量用法　4.5~9克。

附　方　三才汤：天冬、熟地黄各10克，人参5克，水煎服。治脾肺虚劳咳嗽。(《温病条辨》．吴鞠通)

麦　冬

麦冬甘苦性微寒，润肺清心烁热宽。
咳嗽虚劳祛血热，除烦吐衄任君餐。

功　效　滋阴润肺、清心除烦、生津益胃。

主　治　热灼肺阴、干咳少痰或痰中带血、心烦失眠、口渴咽干、纳减消渴、大便燥结。

辨　议　麦冬与天冬均能滋阴。麦冬甘而微寒，偏于润肺宁心，兼能养胃阴、止烦渴；天冬甘苦大寒，偏于清热降火，兼能滋肾水、降肾火。麦冬与川贝母均常用于润肺止咳。麦冬偏于滋肺阴而清热，兼能养胃阴而止渴；川贝母偏于散肺郁而化痰，兼能开心郁而清热。麦冬用朱砂伴过后名"朱麦冬"，适用于宁心安神。

现代研究　麦冬能促进胰岛细胞功能恢复，增加肝糖原，同时，具有调节胰岛素分泌、通便、抑菌、促进血液循环、降脂降胆固醇、减小血栓风险等作用。

用量用法　4.5~9克。

附　方　麦门冬汤：麦门冬17克，半夏8.5克，人参、甘草各1.5克，粳米4.2克，大枣5克，水煎至200毫升，每日3回分服。治肺胃气大逆向上、咽喉干燥、不利、为咳为喘。(《金匮要略》·张仲景)

石　斛

> 石斛甘平淡入脾，咸平入肾滑精遗。
> 强筋益肾除虚热，清胃虚劳壮骨宜。

功　效　滋阴养胃、清热生津、益肾壮筋骨。

主　治　温热病后、食欲不振、口舌干燥、阴虚内热、盗汗低烧、肾肝不足、麻木腰软、遗精滑精、目昏不明。

辨　议　石斛与玉竹均能养阴。石斛能清肾中浮火而摄元气，除胃中虚热而止烦渴，清中有补、补中有清；玉竹甘平滋润，养肺胃之阴而除燥热，补而不腻。石斛虽有数种，如金钗石斛、霍石斛、干石斛、鲜石斛，但治疗作用大体相同。

现代研究　金钗石斛有抵制金黄色葡萄球菌的作用，对急性胆囊炎的高热有迅速退热的效果，能促进胃液分泌，有助消化的作用。

用量用法　干石斛 6~12 克，鲜石斛 15~30 克。

使用注意　舌苔腻、便溏者慎用。

附　方　甘露饮：生地黄、熟地黄、天冬、麦冬、茵陈、黄芩、枳壳、石斛、枇杷叶、甘草，等分为末，水煎服。治胸中客热、齿龈肿烂、时出脓血、吐血衄血、口疮咽肿、心烦口渴。（洁古方）

百 合

百合甘平润肺金，宁心止嗽补脾阴。
调中益气疗胃痛，惊悸恍惚虚烦眠。

功　效　养阴润肺、安神定惊、除烦安眠。

主　治　肺肾阴虚、久咳、咯血、虚烦不眠、惊悸恍惚、失眠多梦、脘腹疼痛。

辨　议　百合甘敛润肺，偏治肺阴之虚燥；五味子酸而收，偏治肺气之浮散。百合甘敛润肺而治嗽，并可宁心；百部温肺化痰而治嗽，并可杀虫。百合能益气调中，可用于久久难愈的胃痛。

用量用法　9~12 克，必要时 25~30 克。

使用注意　外感咳嗽者不宜用。

附　方　百合固金汤：熟地黄 10 克，生地黄 6 克，麦冬 4.5，百合、芍药（炒）、甘草、当归、贝母各 3 克，玄参、桔梗各 2.4 克。治肺伤咽痛、喘咳痰血。（《慎斋遗书》·周慎斋）

旱莲草

旱莲草性补肾经，黑发乌须止血灵。
实似莲房苗似覆，断之有汁忽然青。

功　　效　滋补肝肾、凉血止血。

主　　治　眩晕耳鸣、腰膝酸软、乌须黑发、牙齿松痛、衄血吐血、咯血、血崩、尿血便血、痢疾、外伤出血。

辨　　议　旱莲草有墨旱莲与红旱莲之分。墨旱莲偏于滋阴、止血；红旱莲偏于凉血、活瘀、清热，并能治疮疡。处方上写旱莲草一般指墨旱莲。

用量用法　9克，特殊需要15~30克。

附　　方　二至丸：旱莲草、女贞等分，炼蜜为丸，每日3回，每回10克。补腰膝、壮筋骨、强肾阴、乌头发，治鼻衄、牙缝出血。

（《证治准绳》，王肯堂）

女贞子

女贞子苦甘性凉，益肾滋肝五脏清。
缓膝强筋风羸病，能教耳目并聪明。

功　　效　养阴益精、平补肝肾、除虚热、乌须发、聪耳目。

主　　治　头昏耳鸣、头发早白、腰膝酸软、夜梦遗精、牙齿动摇、阴虚发热、老年便秘、小便出血。

辨　　议　女贞子补肝肾、乌须发，兼清气分，其性微凉；何首乌补肝肾、乌须发，偏走血分，其性微温。女贞子补阴不腻，可久服，但滋阴之力不如生地黄和熟地黄。

用量用法　6~9克。

使用注意　胃有寒者或老人在使用时，可佐用一些补脾暖胃之品，如白术、陈皮、草豆蔻等。

附　　方　女贞子 10 克，地骨皮 6 克，青蒿 5 克，夏枯草 8 克，水煎服，每日 3 回。治瘰疬、腺结核、结核性潮热。(《现代实用中药》. 叶橘泉)

冬虫夏草

虫草味甘且性温，补益润燥益肾阳。
固精益肺止盗汗，喘咳痰血纳气良。

功　　效　温肾固精、滋补肺气、润燥化痰、纳气定喘、敛汗止血、止嗽。

主　　治　久咳虚喘、劳嗽咯血、肾不纳气、肾虚腰酸、阳事不举、遗精盗汗。

用量用法　3~9 克。

附　　方　冬虫夏草 10 克，款冬花 6 克，桑白皮 8 克，甘草 3 克，小茴香 2 克，水 600 毫升，煎至 200 毫升，每日 3 回分服。治老人衰弱、慢性支气管炎，所谓痰饮哮喘。(《现代实用中药》. 叶橘泉)

沙苑子

沙苑又名潼蒺藜，味甘性温固肾奇。
阳痿遗精小便数，头眩目昏腰酸宜。

功　　效　补肾固精、益肝明目、止遗缩泉。

主　　治　肾虚腰痛、头目眩晕、两眼昏花、遗精早泄、小便余沥不尽。

辨　　议　沙苑子与菟丝子均能补肾益精。沙苑子温助肾阳，偏治遗精阳痿，兼能明目；菟丝子稍温而不燥，偏于生精强肾，可治久无子女。

用量用法　9~12克，需要时可多用。

使用注意　性欲亢奋者忌用。

附　　方　沙苑子12克，枸杞子、菟丝子、覆盆子各10克，山萸肉8克，水煎至300毫升，每日3回加服。阳痿早泄、抗疲劳，为性神经强壮剂。（《现代实用中药》，叶橘泉）

菟丝子

菟丝甘辛且性平，补益肝肾固精遗。
养肝明目缩小便，固元安胎止漏灵。

功　　效　补益肝肾、益精血、强腰膝、固下元。

主　　治　阳痿遗精、小便频数、遗尿、久泻、头晕目昏、腰膝酸软、胎动不安、胎漏不止。

辨　　议　菟丝子补肾，偏于益精，温而不燥，很少外用；蛇床子补肾，偏于肾阳，并可外用祛湿治阴痒。

用量用法　9~12克。

附　　方　菟丝煎：山药、人参各6克，枣仁（炒）、茯苓各4克，制菟丝12克，甘草（炙）4.5克，远志1.2克，鹿角霜（为末）10克，水煎。加鹿角霜末，餐前调服。治心脾气弱、思虑劳倦，即苦遗精者。（景岳方）

银 耳

银耳甘淡且性平，滋阴生津益肺金。
虚劳咳嗽痰中血，病后虚弱养胃阴。

功　效　滋阴润肺、益气宁血。

主　治　虚劳咳嗽、肺痿咯血、痰中带血、大便干结、病后虚弱、妇人崩漏。

辨　议　银耳与黑木耳所含成分大致相同。银耳主要润肺生津、滋阴降火；黑木耳主要凉血、益气、润肺。银耳临床上用于肺热咳嗽、咳痰带血、肺燥干咳、胃肠燥热、便秘下血、月经不调；黑木耳主治崩漏、痔疮、便血。

用量用法　3~9克。

附　方　银耳10克，放瓷罐中，先用清水浸1夜，煮烂，加白砂糖适量，每日3回分服。治胃溃疡内出血。（《现代实用中药》. 叶橘泉）

饴 糖

饴糖甘温益肺脾，补虚润肺止咳灵。
和胃健中缓腹痛，胸腹实满不适宜。

功　效　补中缓急、润肺止咳。

主　治　中气不足、脾胃虚弱、腹痛喜按、肺虚燥咳、咽干口渴。

辨　议　饴糖与蜂蜜均味甘。饴糖主入脾，能缓急止痛，滋润滑肠之力不如蜂蜜；蜂蜜能润肺，治疗肺燥咳嗽，润滑大便。

用量用法　30~50克。

使用注意　食积停滞、胃脘胀满者不宜用。

附　方　小建中汤：饴糖40克，桂枝、生姜、大枣各4.5克，甘

草 3 克，芍药 9 克，水煎至 200 毫升，每日 3 回温服。治腹中痛、腹直筋挛急且有急痛者。（**仲景方**）

大　枣

> 大枣甘温性味和，补中益气养血强。
> 生津润燥止泄泻，缓和药性护胃良。

功　　效　补脾和胃、止泻生津、养血安神。

主　　治　脾胃虚弱、食少便溏、气虚血少、心悸怔忡、妇人脏燥。

辨　　议　大枣味甘益脾，偏于益气养血，兼能养心，治脾虚心慌如悬；饴糖味甘益脾，偏于缓急和中，治中虚作痛。

用量用法　3~10 枚。

使用注意　胃胀满及有痰热者不宜用。

附　　方　十枣汤：京大戟、甘遂各等量，大枣 10 枚，研成粉剂，另用大枣 10 枚煎汤，以枣汤清晨空服送服粉剂 1.5 克，中病即止。如服 1 回后水饮未能尽泻，可于次晨再服 1 回。泻后可服稀粥小调理脾胃。体弱者慎用，孕妇忌服。治心下痞硬而胀满、咳唾引胸胁痛、干呕、短气、头痛，微汗出，时有时发，不恶寒，脉沉弦者，即似渗出性胸膜炎。（**仲景方**）

甘　蔗

> 甘蔗甘寒胜助脾，和中止渴秽呕宜。
> 消痰解酒滋肠燥，去湿清凉反胃医。

功　　效　开胃健脾、润肠通便、解酒和胃。

主　　治　心烦口渴、肺热咳嗽、咽喉肿痛、低糖乏力、和胃止呕、大便秘结、小便短赤、饮酒过量。

用量用法 适量。

附　方 红糖姜汤：生姜250克（绞汁），红糖150克，小火煎至红糖完全溶化。每回2匙，温开水送服。治肺寒咳嗽、呕逆少食、肺胃不和。（《本草纲目》. 李时珍）

梨

梨甘退热性微寒，润肺清心降心丹。
喘咳伤寒兼止渴，消痰解酒失音餐。

功　效 润肺清心、生津止渴、消痰解酒。

主　治 痰热咳嗽、热病烦渴、心烦声哑、解酒利尿。

辨　议 梨与百合均养肺阴、润肺燥。梨味甘而寒，对肺热、肺火引起干咳无痰的咳嗽效果好；百合甘润，对肺火引起的干咳，肺阴虚及长久的咳嗽有一定疗效，还有宁心、益气调中作用。

用量用法 50克。

附　方 雪梨去核，放上20~30粒花椒，可加少许冰糖，隔水炖煮，趁热喝下。治风寒咳嗽。（经验方）

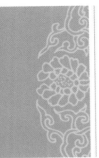

外用药及其他药

樟　脑

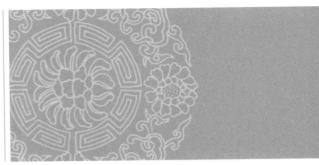

樟脑辛热去湿温，通关利窍杀三虫。
祛除脚气鞋中放，辟丸包存密封中。

功　　效　通窍避秽、杀虫止痛。

主　　治　中恶神迷、猝然昏倒、热病神昏、寒湿霍乱、心腹胀痛、跌打扭伤、疮疡疥癣。

现代研究　樟脑为强心药及兴奋药，大量则导致急性胃肠炎。樟脑酸、樟脑酊、复方樟脑酊等被应用于临床。

用量用法　0.06~1.5克，不入汤剂，入丸、散用。外用研末，用乙醇溶液配成酊剂涂搽；或研末外敷，治牙痛、喉痹。

使用注意　孕妇忌用。

附　　方　精制樟脑10克，高粱烧酒50毫升，浸1天，溶解后，每回服1毫升。在夏季胸闷恶心、头晕神疲或腹痛等发作（俗称发痧）时用。（《现代实用中药》. 叶橘泉）

炉甘石

炉甘石入足阳明，得受金银气象成。
上抹目赤烂弦风，胬肉翳膜眼科名。

功　　效　解毒止痒、燥湿敛疮、明目退翳。

主　　治　目赤肿痛、烂溃风眼、胬肉攀睛角翳、皮肤溃烂瘙痒。

辨　　议　炉甘石主要成分为碳酸锌，其中夹有铁、铅、钙、镁及镉少许。专供外用，有良好的收敛生肌作用。

用量用法　外用适量，不做内服。

附　　方　炉甘石火煅醋淬 5 次，水飞研细粉 30 克，孩儿茶 9 克，为末，麻油调敷。治下疳阴疮。（*经验方*）

紫硇砂

硇砂性温善攻坚，噎膈能疗反胃止。
外治鼻中除息肉，茫然险证莫轻试。

功　　效　消积破结、软坚祛痰、散瘀消肿。

主　　治　噎膈反胃、癥瘕痞块、息肉疣赘、目翳胬肉。

辨　　议　紫硇砂为腐蚀恶肉的外用药，近现代用于皮肤癌。眼科用于治目翳胬肉的点眼药中，须加工炮制，没经验者，不可轻用。白硇砂有化痰作用，可用于咳嗽痰多黏稠不易咳出者，不用于抗癌。

用量用法　0.2~1 克，服用时忌食羊血。

附　　方　硇砂、马牙硝等分研细，局部撒布用。治急性喉头炎、肿闭塞及悬雍垂炎肿，为吹药，能令之吐出痰液而松。（*经验方*）

硼 砂

硼砂炒用质轻飘，胸膈痰涎治上焦。
口舌生疮喉肿烂，目赤肿痛噎膈求。

功　　效　清热解毒、化痰防腐。

主　　治　痰热咳嗽、噎膈反胃、咽喉肿烂、口舌生疮、目赤肿痛。

现代研究　硼砂为防腐消毒剂，入药以白如明矾者良。作为撒布料
（吹药）或 1%~2% 溶液可作为漱口水或眼炎洗涤剂，性质平和，效
用准确。

用量用法　内服 0.9~1.5 克，研末服，外用配冰片，细研吹喉、口，
或制成眼药点眼。

附　　方　硼砂、乌梅等分，捣为丸如芡实大，每用时含口中，噙
化 1 丸。治喉头炎、扁桃体炎、喉头肿痛。（*经验方*）

藜 芦

藜芦苦毒且性寒，入口能令吐嚏宽。
涌吐风痰开积气，内服有毒须慎餐。

功　　效　吐风痰。

主　　治　中风痰盛、癫痫、喉痹、催吐。

现代研究　藜芦通过迷走神经反射性地引起血压下降，毒性甚烈，
须极慎用，因其性剧，故已不适用于吐剂，近年来仅供外用。服之
吐不止，可饮葱汤解。

用量用法　0.3~0.6 克，内服入丸、散。外用，适量研末或水涂。

使用注意　诸参不能与藜芦同时使用。体虚气弱及孕妇禁用。

附　　方　藜芦甘草汤方未见。治患者时常手指及臂部肿胀而抖
动，且其人身体筋肉也因此引起牵动，为湿痰凝滞、风邪袭伤经

络引起。(《金匮要略》，张仲景)

水 银

水银有毒杀诸虫，疥瘘疮疡白秃功。
再入盐矾兼化炼，溶成轻粉外科用。

功　　效　杀虫攻毒、敛疮止痒、祛痰消积、逐水通便。

主　　治　湿疹、疥疮、顽癣、臁疮、疮疡、梅毒、痰涎积滞、水肿臌胀、二便不利。

辨　　议　天然产水银不纯洁，大多供外用。人工制水银名甘汞、轻粉，可供内服。

用量用法　外用适量，研末掺敷患处。内服每回 0.1~0.2 克，每日 1~2 回，多入丸剂或装入胶囊服用，服后漱口。

使用注意　水银有毒，内服宜慎，不可过量。孕妇禁用。

附　　方　轻粉 10 克，研细粉，大枣内适量，研成丸药 1000 粒，每日 3 回，每回 1 粒，食后甘草汤送服。驱梅剂。(经验方)

金 箔

金能制木镇心肝，定魄安魂用箔钻。
癫狂惊痫痘疮毒，惊风发热治何难。

功　　效　安神镇心、平肝静气。

主　　治　癫痫风热、上气咳嗽、小心惊风、心悸、疮毒。

辨　　议　金箔具有安神镇心、平肝静气的功效。用金箔包裹的药丸可阻止与外界空气相通，能防止药物氧化和变质。

用量用法　入丸、散，一般多作丸药挂衣。

附　　方　安宫牛黄丸：牛黄、犀角、郁金、黄芩、黄连、麝香、栀子、朱砂、雄黄、冰片、珍珠、金箔等药组成。治热病、邪入心包的高热、惊厥、神昏、谵语，临床多用于脑炎、脑膜炎、脑出血、败血症等。

（《温病条辨》．吴鞠通）

硫　黄

硫黄大热性纯阳，虽热还能利大肠。
胃冷临危知妙药，疥癞辟鬼去虫良。

功　　效　解毒杀虫、助阳通便。

主　　治　命门火衰、阳痿精冷、虚喘冷哮、虚寒便秘、腹痛泄泻、疥癣秃疮、阴疽恶疮。

现代研究　硫黄，除含单体元素硫外，还夹杂砷、铁、石灰及黏土等。

用量用法　0.6~2.5克，应与豆腐同煎后服。外用适量，油调涂敷患处，治疗疥癣疮毒。

使用注意　孕妇忌用。不与朴硝、芒硝、玄明粉同用。

附　　方　半硫丸：提净硫黄100克，半夏150克，研细粉，炼蜜为丸，如小豆大，每服10~20丸，每日3回，开水送下。治老年人慢性便秘、血管硬化、关节风痛等。（《太平惠民和剂局方》．太平惠民和剂局）

马钱子

木鳖子寒用外科，疳虫泻痢乳痈和。
疗疮蜂毒消瘰疬，散肿生肌去汗斑。

功　　效　消肿散结、攻毒疗疮。

主　　治　痈疽疮疡、瘰疬、乳痈、秃疮、汗斑、蜂毒、虫疳积。

现代研究　成分中所含有的番木鳖碱、马钱子碱均有猛烈之毒性，用量宜慎。马钱子是脊髓兴奋药。

用量用法　0.9~1.2克，入丸、散须制后用，内服宜慎。外用适量，醋磨或研调敷涂。

使用注意　马钱子有毒，使用宜慎。

烟　草

烟草辛温辟气佳，风寒郁冈并山岚。
时人快吸肌能饱，吐气扬眉当酒酣。

功　　效　行气止痛、解毒杀虫。

主　　治　食滞饱胀、气结疼痛、痈疽、疔疮、疥癣、蛇犬咬伤。

现代研究　吸烟对肺脏及其他脏器都会有大坏处，唯一的益处是可使人镇静，双向调节人的情志，缓解焦虑，改善精神压力。不推荐吸烟，可致癌症发生。

附　　方　治毒蛇咬伤: 先挤去恶血，用生烟叶捣烂敷之，如无鲜叶，用干者研末，或烟油，烟灰皆可。（《慈航活人书》. 不详）

蓖麻子

蓖麻甘平有小毒，专贴偏风嘴㖞斜。
鼻塞耳聋棉裹塞，治针入肉可能拔。

功　　效　消肿拔毒、泻下通滞、通络利窍。

主　　治　内服治大便秘结。外用于痈疽瘰疬、疥癣、鼻炎、口眼㖞斜、针入肉。

用量用法 0.1～0.3克，蓖麻子不能久服，久服会中毒，使用时剂量要控制。一般去壳研磨成细粉，然后放在药丸里或制成药膏。

使用注意 蓖麻子要加热炒熟，使蓖麻毒蛋白受到破坏，不宜生吃。

附　方 蓖麻子30～50粒，石蒜球根大者1个，同捣烂如泥，用纱布包两足底心。治肾脏炎、水肿、腹水等。大约包10小时后，小便显著增多，12小时换药1次，以尿多肿退为度。该方与灸法同用，其效更佳。（**日本民间验方**）

食　盐

食盐咸寒润下功，能入肠胃小便通。
咸真入肾滋筋骨，目赤头痛血热冲。

功　效 清火解毒、凉血止血。

主　治 停食胃脘、心腹胀痛、胸中痰癖，以盐汤探吐；炒盐填脐治小便不通；天行赤眼，可用盐水外洗；牙痛、牙龈出血、喉痛可用盐水漱口。

现代研究 食盐的主要成分为氯化钠，一般为不纯品,夹杂有氯化钾、氯化镁、硫酸镁，以及铁盐、钙盐等。食盐是日常生活中不可或缺的调味品。

用量用法 内服1～30克。外用适量。

使用注意 水肿病忌用。

附　方 盐4克，茯苓6克，白术3克，水煎至200毫升，每日3回分服。治心下悸，小便不利，即淋沥而难通或不通，渴而好盐味者。（**仲景方**）

白矾

白矾酸涩且性寒，燥湿除痰止血安。
恶毒诸疮崩并带，收敛疮痹杀虫侵。

功　效　解毒杀虫、燥湿止痒、止血止泻、清热消痰、收敛去脓。

主　治　对中风、癫痫、喉痹、疥癣湿疮、烂弦风眼、聤耳流脓、鼻息肉、痔疮疼痛、崩漏、衄血、损伤性出血、久泻久痢、带下阴痒、脱肛、子宫下垂都有良效。

辨　议　白矾与雄黄均性偏凉，有明显的清热效果，外用偏多。明矾解毒收湿；雄黄治疮杀虫。《医宗金鉴》的二味拔毒散就是这二味合用，可防腐生肌、润肤止痛，临床多有报道，治疗带状疱疹。

用量用法　内服 0.3~0.6 克，温醋汤调下，探吐风痰，限服 1 次；与僵蚕为末，吹喉取吐；点眼需稀释至质量浓度为 1 克/升（0.1%）。外用适量。

使用注意　白矾化学名硫酸铝钾，过量会影响人体铁、钙等成分的吸收，导致骨质疏松、贫血，甚至影响神经细胞的发育。

附　方　稀涎散：白矾 1~3 克，皂荚 0.6~1.5 克，入丸、散。治中风闭证、痰涎壅盛的哮喘。（《圣济总录》．赵佶）

酒

酒性微温白与红，白行肺胃是居中。
红通血脉兼脾胃，陈久为良向导功。

功　效　温通经脉、开胃健脾、引药助力，少量能消愁壮胆、增加食欲，还有药引子作用。

主　治　四肢寒冷、身体疲劳。

辨　议　常用酒浸泡、烧煮、蒸炙药材，调剂药丸，以达到改变药效或增加疗效的作用。白酒或黄酒均不宜多饮。

用量用法　适量，大量则伤神损志、伤肝损胃。

附　方　瓜蒌薤白白酒汤：瓜蒌实、薤白各12克，白酒适量，3味同煎，取2升，分温再服。治胸痹之为病、喘息咳嗽、胸背痛、短气、寸口脉沉迟、关上脉小紧数者。（《金匮要略》．张仲景）

韭　菜

韭性辛温血分肝，归心益胃补阳寒。
消痰吐衄诸般血，散瘀能兼噎膈宽。

功　效　补肾益肝、健脾行气、理血润肠。

主　治　气滞胸痛、吐衄咯血、消痰利膈、外伤跌打、大便秘结。

辨　议　韭菜子为兴奋、强壮、健胃药，能制止泻痢、多尿及遗精，疝痛；韭菜叶与根捣汁饮，治胸痹刺痛、跌扑损伤、上气喘息、肠炎等。

用量用法　适量。

附　方　韭菜散：石灰同韭菜叶捣饼，贴壁候干，细研，筛下用。治刀斧损伤、跌扑损伤，敷上即时止痛，更不作脓。（《医学心悟》．程国彭）

地　浆

地浆掘地尺余深，井水临池搅浊沉。
腹中绞病兼中渴，虫蕈果菜毒可用。

功　效　清热解毒、和中。

主　治　中暑烦渴、伤食吐泻、脘胀腹痛、痢疾、食物中毒。

用量用法　煮沸饮，或代水煎药。

辨　议　地浆又称土浆、地浆水。掘地达到黄土层，约 3 尺深，用新汲水灌入，搅浊，等水沉清后取之，即地浆为新黄土加水搅混或煎煮后澄清的上清液。

附　方　地浆 3~5 盏，服。大忌米汤。治霍乱病、不吐不利、腹痛欲死。（《千金要方》，孙思邈）

斑　蝥

斑蝥有毒性辛温，破血逐瘀消癥结。
攻毒疗疮癣赘疣，痈疽瘰疬须慎餐。

功　效　破血消癥、攻毒溃疮、消瘰结癖。

主　治　癥瘕、瘰疬，赘疣、顽癣、闭经、痈疽不溃、恶疮死肌。

辨　议　斑蝥、水蛭、虻虫、土鳖虫等 4 种动物药均为破血逐瘀之峻剂，但各有不同特点。斑蝥辛寒有大毒，外用攻毒蚀疮，多用于痈疽、顽癣、瘰疬等，内服能破血通经、消癥散结，用于瘀血内阻之经闭、癥瘕；水蛭药力较缓而持久，通瘀力较显著；虻虫药力较峻，以通利血脉为佳；土鳖虫则破血又搜剔血积，接补筋骨折伤为其所长。斑蝥尘粉误入眼中，能起剧烈炎症，吸入气管刺激甚烈，故要有防护措施。

用量用法　斑蝥有大毒。0.03~0.06 克，入煎剂，或入丸、散。外用适量，研末浸酒、醋涂抹，或制油膏涂敷。

使用注意　斑蝥临床应用要慎重，剂量增大，会引起消化道炎症、坏死及肾脏毒性，要遵循炮制，减低毒性。

附　方　复方斑蝥胶囊：以斑蝥为主，配人参、黄芪、刺五加、山萸肉、女贞子、三棱、莪术、半边莲、熊胆粉，甘草等组成。每回3粒，每日2回。治疗原发性肝癌、肺癌、直肠癌、恶性淋巴瘤、妇科恶性肿瘤等。（《中华人民共和国药典》）

蜂 房

蜂房甘平露天良，乳痈瘰疬顽疮痒。
惊痫瘕疢牙肿痛，风湿痹痛效更强。

功　　效　祛风止痛、解毒杀虫。

主　　治　风湿痹痛、乳痈瘰疬、惊痫、顽癣、风疹瘙痒。

现代研究　蜂房有促进血液凝固作用，能增强心脏运动，使血压一时下降，并有利尿作用；其抗炎作用与考地松相仿，还有镇痛、降温、杀虫作用。

用量用法　内服，煎汤，5~10克；研末服2~5克。外用适量，煎水洗，研末掺或调敷。

使用注意　气虚弱及肾功能不全者慎服。

附　　方　用露蜂房醋煎，趁热漱之，或用蜂房1枚，食盐填实孔内，烧过研末擦手，再以盐汤漱之。治齿龈肿痛。（古传验方）

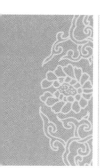

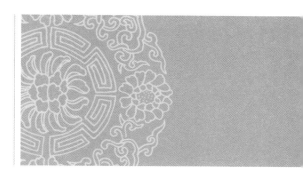

中药名笔画索引

二画

丁香 /209

人参 /224

人中白 /57

人中黄 /57

人乳汁 /238

三画

三七 /140

三棱 /124

干姜 /207

土茯苓 /69

土鳖虫 /136

大枣 /262

大黄 /94

大蒜 /222

大风子 /217

大血藤 /31

大豆黄卷 /75

大青叶 /27

大蓟 /146

大腹皮 /109

小麦 /248

小茴香 /212

小蓟 /146

山药 /234

山奈 /210

山楂 /103

山豆根 /25

山萸肉 /154

山慈菇 /35

千年健 /68

川芎 /123

川椒 /208

川贝母 /183

川楝子 /116

女贞子 /258

马勃 /36

马齿苋 /31

马钱子 /268

马鞭草 /134

四画

王不留行 /129

天冬 /255

天麻 /198

天仙藤 /117

天花粉 /33

天竺黄 /177

天南星 /177

木瓜 /60

木香 /111

木贼 /15

木通 /82

木芙蓉 /54

木蝴蝶 /50

五灵脂 /130

五味子 /157

五倍子 /161

车前子 /80

瓦楞子 /132

水银 /267

水蛭 /137

牛黄 /42

牛膝 /128

牛蒡子 /12

升麻 /8

化橘红 /189

丹参 /121

乌头 /205

乌药 /118

乌梅 /156

乌豆 /91

火麻仁 /98

巴豆 /97

巴戟天 /241

五画

玉竹 /253

甘松 /114

甘草 /226

甘遂 /99

甘蔗 /262

艾叶 /148

石韦 /86

石斛 /256

石膏 /21

石决明 /200

石莲子 /254

石菖蒲 /198

石楠叶 /76

石榴皮 /164

龙齿 /168

龙骨 /169

龙胆 /23

龙眼肉 /252

北沙参 /252

生姜 /10

生地黄 /254

代赭石 /201

仙茅 /245

仙鹤草 /143

白及 /146

白术 /227

白芍 /230

白芷 /5

白矾 /271

白果 /162

白前 /181

白蔹 /53

白薇 /34

白石英 /195

白头翁 /32

白花蛇舌草 /51

白芥子 /178

白豆蔻 /210

白附子 /178

白茅根 /148

白鲜皮 /73

白僵蚕 /201

瓜蒌 /182

瓜蒌仁 /182

瓜蒌皮 /182

冬瓜子 /92

冬瓜皮 /92

冬虫夏草 /259

冬葵子 /87

玄参 /43

玄明粉 /95

半夏 /176

半枝莲 /52

丝瓜络 /76

六画

老鹳草 /66

地龙 /49

地浆 /272

地榆 /141

地肤子 /73

地骨皮 /45

芒硝 /95

西瓜皮 /47

百合 /257

百部 /221

百草霜 /143

当归 /229

肉桂 /206

肉苁蓉 /241

肉豆蔻 /160

朱砂 /166

竹沥 /184

竹茹 /185

伏龙肝 /150

延胡索 /120

血竭 /138

血余炭 /144

全蝎 /202

合欢皮 /175

合欢花 /175

冰片 /197

刘寄奴 /129

决明子 /39

灯心草 /84

阳起石 /244

防己 /81

防风 /3

红花 /122

红豆蔻 /213

七画

麦冬 /255

麦芽 /105

远志 /170

赤芍 /43

赤小豆 /89

赤石脂 /155

芜荑 /216

芜菁 /153

芫花 /101

芸薹子 /135

花蕊石 /150

苍术 /70

苍耳子 /7

芡实 /251

苎麻根 /149

芦荟 /96

芦根 /37

芭蕉根 /92

苏子 /195

苏木 /131

杜仲 /239

连翘 /26

旱莲草 /258

吴茱萸 /208

牡蛎 /168

牡丹皮 /44

何首乌 /232

伸筋草 /74

皂荚 /179

皂角刺 /130

佛手柑 /114

谷芽 /104

谷精草 /40

龟甲 /235

辛夷 /7

羌活 /4

沙苑子 /259

没药 /119

沉香 /112

诃子 /156

补骨脂 /240

阿胶 /231

阿魏 /106

陈皮 /109

附子 /205

附莲心 /254

鸡内金 /105
鸡血藤 /138

八画

青皮 /108
青蒿 /48
青黛 /28
青风藤 /65
青葙子 /41
苦参 /23
苦杏仁 /192
苦楝皮 /219
枇杷叶 /193
板蓝根 /27
松节 /67
刺蒺藜 /200
郁金 /124
郁李仁 /98
昆布 /188
败酱草 /30
知母 /21
使君子 /220
侧柏叶 /141
佩兰 /72
金箔 /267
金钱草 /84
金银花 /25

金樱子 /160
乳香 /119
鱼腥草 /52
狗脊 /247
饴糖 /261
京大戟 /100
夜交藤 /173
夜明砂 /42
卷柏 /133
炉甘石 /265
泽兰 /127
泽泻 /79
泽漆 /90
细辛 /6
贯众 /222

九画

珍珠 /167
珍珠母 /173
荆芥 /2
茜草 /142
荛花 /101
荜茇 /214
荜澄茄 /211
草乌 /75
草果 /70
草豆蔻 /214

茵陈 /90
茯苓 /78
茯神 /171
荠苨 /180
茺蔚子 /127
胡荽 /16
胡桃 /239
胡椒 /207
胡芦巴 /215
胡黄连 /24
荔枝核 /115
南沙参 /252
枳壳 /110
枳实 /110
柏子仁 /171
栀子 /20
枸杞子 /233
柿子 /189
威灵仙 /61
厚朴 /117
砂仁 /212
牵牛子 /99
鸦胆子 /33
韭菜 /272
韭菜子 /250
虻虫 /136
骨碎补 /245

钟乳石 /187

钩藤 /199

香附 /112

香橼 /114

香薷 /9

香加皮 /62

秋石 /186

重楼 /55

禹余粮 /155

食盐 /270

独活 /59

姜黄 /126

前胡 /181

炮姜 /139

扁豆 /234

神曲 /104

络石藤 /66

十画

秦艽 /60

秦皮 /32

蚕沙 /63

蚕蜕 /203

荸荠 /190

莱菔子 /106

莲子 /254

莲须 /164

莲房炭 /254

莪术 /125

荷叶 /47

桂枝 /2

桔梗 /180

桃仁 /123

夏枯草 /39

柴胡 /13

党参 /225

射干 /36

凌霄花 /135

高良姜 /213

益母草 /127

益智仁 /242

烟草 /269

浙贝母 /183

酒 /271

海藻 /187

海风藤 /64

海金沙 /87

海桐皮 /64

海螵蛸 /158

浮萍 /16

浮小麦 /163

浮海石 /186

通草 /83

桑叶 /17

桑枝 /67

桑椹 /247

桑白皮 /192

桑寄生 /72

桑螵蛸 /159

十一画

黄芩 /18

黄芪 /225

黄连 /19

黄柏 /19

黄精 /228

黄药子 /50

萆薢 /88

菟丝子 /260

菊花 /11

常山 /220

蛇蜕 /204

蛇床子 /244

银耳 /261

银柴胡 /45

甜杏仁 /192

梨 /263

猪苓 /78

麻黄 /1

麻黄根 /163

鹿角 /237

鹿茸 /237

鹿角胶 /237

鹿角霜 /237

商陆 /102

旋覆花 /191

淫羊藿 /242

淡竹叶 /37

淡豆豉 /14

密蒙花 /40

续断 /246

绿豆 /48

十二画

琥珀 /167

斑蝥 /273

款冬花 /193

葛根 /8

葱白 /10

葶苈子 /183

茼茹 /56

萹蓄 /85

楮实子 /251

椒目 /88

棕榈炭 /151

硫黄 /268

雄黄 /219

紫苏 /4

紫草 /46

紫菀 /194

紫石英 /174

紫花地丁 /29

紫河车 /231

紫硇砂 /265

蛤蚧 /238

黑芝麻 /248

锁阳 /243

番泻叶 /96

滑石 /81

寒水石 /22

十三画

蓖麻子 /269

蒲黄 /145

蒲公英 /29

椿白皮 /152

槐花 /147

榆白皮 /133

硼砂 /266

雷丸 /217

路路通 /132

蜈蚣 /203

蜂房 /274

蜂蜜 /236

粳米 /249

十四画及以上

蔷薇根 /55

蔓荆子 /12

莨菪子 /152

槟榔 /218

酸枣仁 /170

磁石 /172

豨莶草 /63

蝉蜕 /14

罂粟壳 /162

漏芦 /35

蕤仁 /56

蕲蛇 /68

樟脑 /264

橄榄 /38

熟地黄 /228

鹤虱 /223

薤白 /115

薏苡仁 /80

薄荷 /11

橘叶 /189

橘络 /189

橘核 /189

藁本 /5

檀香 /113

藕节 /144

藜芦 /266

覆盆子 /159

礞石 /185

瞿麦 /85

藿香 /71

蟾蜍 /53

鳖甲 /236

糯米 /250